Schaus · Kraatz · Delgas

Welche Nährstoffe braucht mein Kind?

Liebe Leserin, lieber Leser,

wenn es um die eigene Gesundheit geht, darf man nichts dem Zufall überlassen. »Für eine bessere Medizin und mehr Gesundheit im Leben«: So lautet das Qualitätsversprechen der Marke Thieme. Ärztlich Tätige, Pflegekräfte, Physiotherapeuten oder Hebammen – sie alle verlassen sich darauf, dass sie von Thieme, dem führenden Anbieter von medizinischen Fachinformationen und Services, die entscheidenden Informationen zur richtigen Zeit am richtigen Ort bekommen. So können sie die Menschen, die sich ihnen anvertrauen, bestmöglich unterstützen. Auch Sie können sich auf die TRIAS Ratgeber mit dem Thieme Qualitätssiegel verlassen! Diese Informationsangebote helfen Ihnen dabei, die richtigen Entscheidungen zu treffen, wenn es um Ihre Gesundheit geht, selbst daran mitzuwirken, gesund zu werden, sich gesund zu erhalten oder das Fortschreiten einer Erkrankung zu vermeiden. Mit einem TRIAS Titel aus dem Hause Thieme überlassen Sie Ihre Gesundheit nicht dem Zufall!

Ihr TRIAS Team

Dr. med. Judith Schaus · Dr. med. Silvia Kraatz ·
Dr. oec. troph. Franziska Delgas

Welche Nährstoffe braucht mein Kind?

Eisen, Zink, Selen & Co: Wie Sie mit Ernährung die Gesundheit Ihres Kindes unterstützen.
55 kleine Vitamin-Booster: Smoothies & Fingerfood

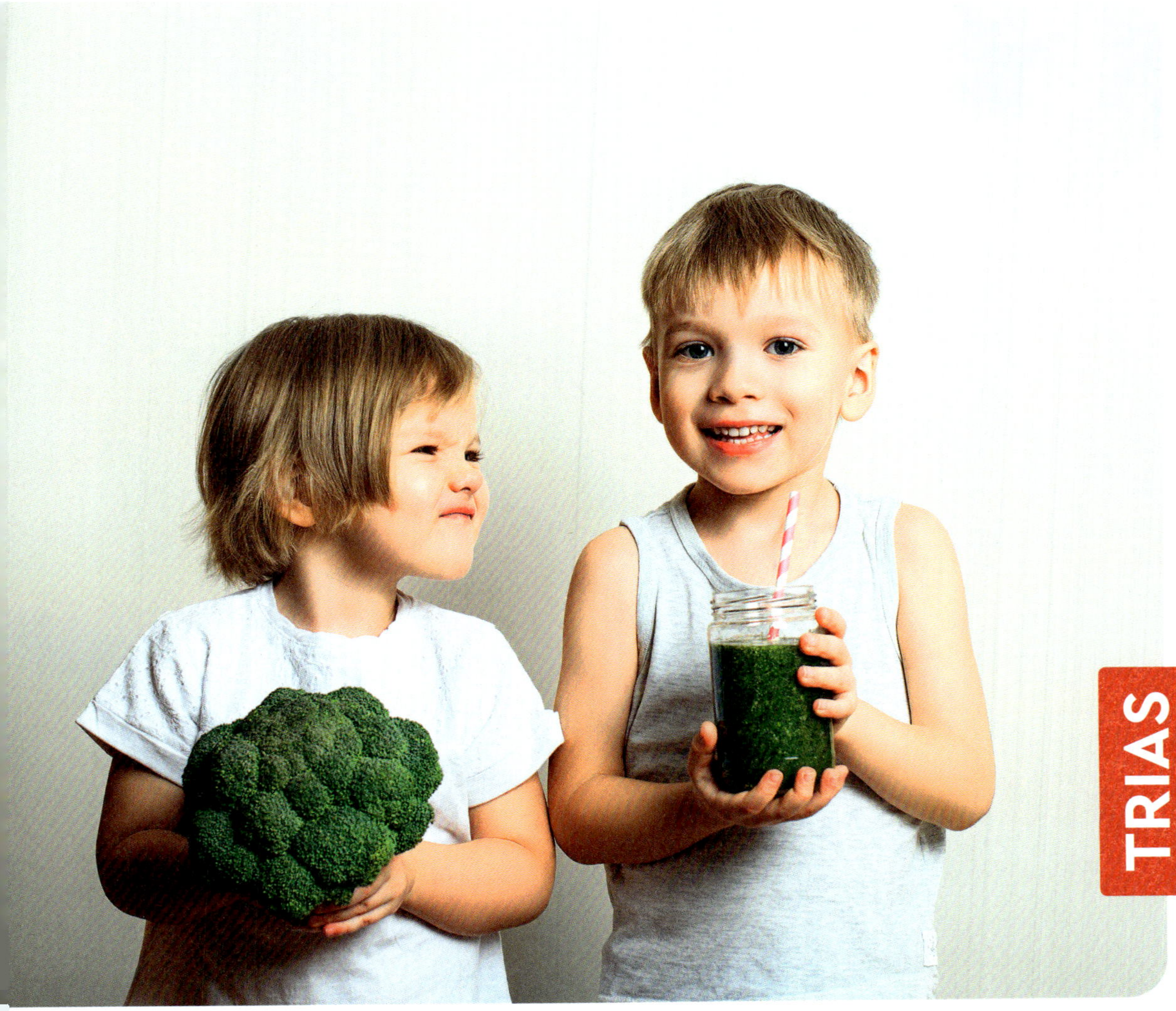

TRIAS

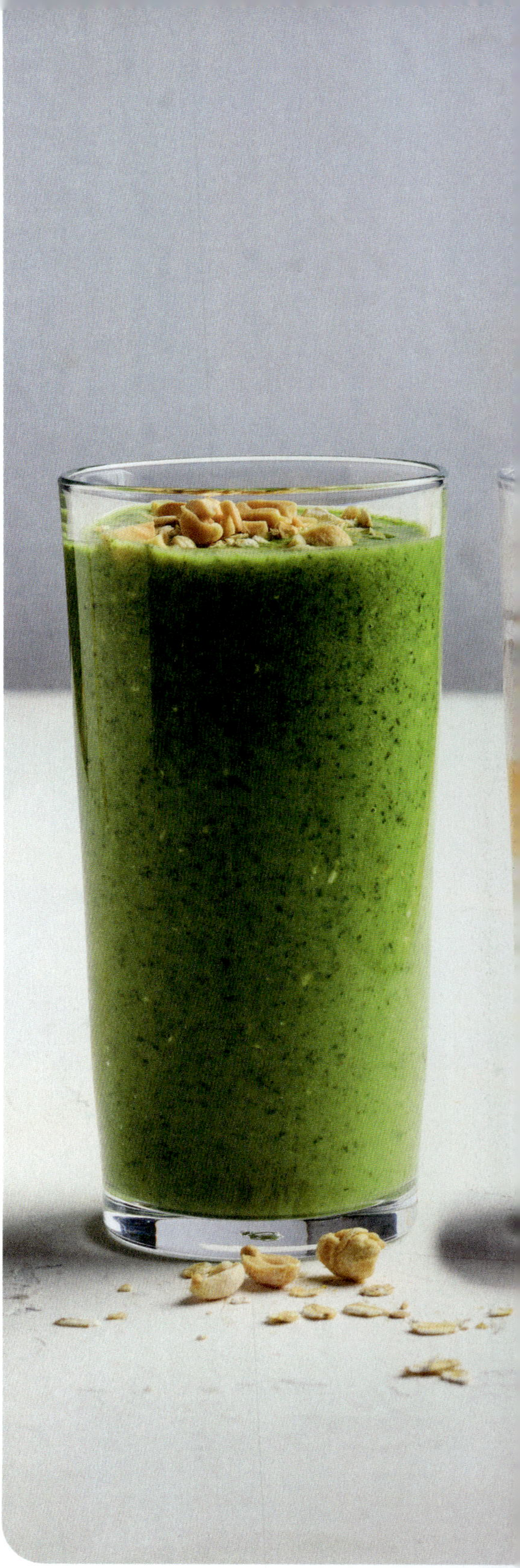

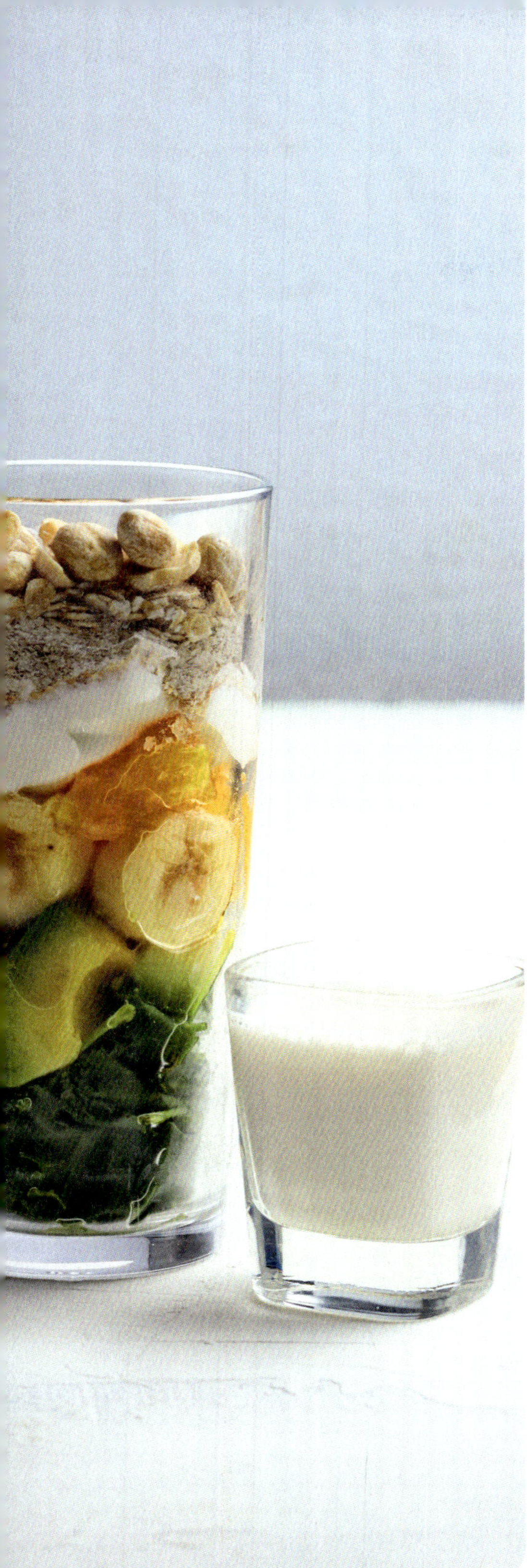

Grünkohl-Smoothie, Seite 86

Liebe Eltern,

wir, Dr. med. Judith Schaus (Ärztin für Allgemein- und Familienmedizin), Dr. med. Silvia Kraatz (Ärztin für Innere Medizin) und Dr. Franziska Delgas (Ernährungswissenschaftlerin), sind Ärztinnen und Ernährungswissenschaftlerin mit Leib und Seele und haben unseren Schwerpunkt in der ganzheitlichen Familienmedizin und der Ernährungsmedizin. In unserer Arbeit vereinen wir medizinisches Fachwissen mit einem tiefen Verständnis für die Bedeutung von Ernährung, Lebensstil und präventiver Gesundheit. Wir sind überzeugt, dass der Weg zu einem gesunden und glücklichen Leben für Ihr Kind nicht (nur) über die Behandlung von Krankheiten führt, sondern dass ein ganzheitliches Wohlbefinden vor allem durch Prävention, achtsame Ernährung und ein ausgewogenes Lebensumfeld erreicht werden kann. Unsere Philosophie basiert auf der Überzeugung, dass der Körper die Fähigkeit hat, sich selbst gesund zu erhalten, wenn er mit den richtigen Nährstoffen versorgt wird und ein gesundes Lebensumfeld gegeben ist.

Wir möchten unser fundiertes, auf den neuesten wissenschaftlichen Erkenntnissen basierendes Wissen sinnvoll in den Alltag mit Kindern einbringen. Dabei verbinden wir die klassische Schulmedizin, Naturheilkunde, funktionelle Medizin und Ernährungswissenschaft ganzheitlich miteinander. Ernährung gehört zu den wichtigsten Säulen unserer präventiven Arbeit, denn wir setzen es uns zum Ziel, möglichst früh mit dem Gesundbleiben zu beginnen.

Dieses Buch soll Sie dabei unterstützen, die Gesundheit Ihres Kindes langfristig zu fördern. Gleichzeitig möchten wir auf spezielle Fragestellungen eingehen, die in Familien mit besonderen Herausforderungen vorkommen. Was gibt es bei vegetarischer oder veganer Ernährung meines Kindes zu beachten? Wie können wir als Eltern handeln, wenn Darmerkrankungen die Aufnahme von Nährstoffen erschweren? Welche Kinder haben einen besonders hohen Nährstoffbedarf? Wir möchten Sie ermutigen, trotz eines herausfordernden Alltags mit kleinen Kindern die Ernährung mit Spaß und Leichtigkeit anzugehen. Beginnen Sie in kleinen Schritten, neue Gewohnheiten in den Alltag einzubauen, denn oft mögen Kinder wiederkehrende Dinge. Im Schnitt wird einem Kind ein neues Lebensmittel erst fünf bis zehn Mal angeboten, bis es sich an den Geschmack gewöhnt.

Wir hoffen, Ihnen zeigen zu können, wie viel Nährstoff-Power in frischen und saisonalen Lebensmitteln steckt und dass bei gesunden Heranwachsenden auch meist auf Nahrungsergänzungsmittel verzichtet werden kann. Dabei gibt es Nährstoffe, die wir relativ einfach und kindgerecht über Lebensmittel zuführen können (z. B. Vitamin C, Magnesium, Calcium bei nicht-veganer Ernährung), während andere doch oft zu wenig aufgenommen werden. Besonderes Augenmerk auf einen Mangel halten wir bei Eisen, Vitamin D, Jod, Omega-3-Fettsäuren und Selen für angebracht.

Bleiben Sie neugierig und experimentieren Sie mit Ihren Kindern im »Küchenlabor«, welche Kniffe am besten für Ihre Familie funktionieren, genießen Sie vor allem gemeinsam und in Ruhe jeden Bissen. Mit einer ganzheitlich guten Ernährung legen Sie einen wichtigen Grundstein für das ganze spätere Leben.

Inspiriert wurden wir zu diesem Buch von unseren eigenen Kindern mit ihren Bedürfnissen, insbesondere von Silvias Tochter Milena, die sich in puncto Ernährung sehr wählerisch zeigte, während ihr Körper verschiedensten Stressoren wie Infekten und der Herausforderung durch neue Geschwister ausgesetzt war.

Wir alle drei sind Mütter von je zwei oder drei Kindern und kennen die alltäglichen Herausforderungen von Zeitmangel, hektischen Morgen vor Kita und Schule, manchmal »Süßigkeiten-verrückten« Kindern und dem Bedürfnis nach knapper, aber effektiver Wissensvermittlung, um unsere Kleinen optimal zu versorgen.

Wir möchten Ihnen mit auf den Weg geben, immer MIT und nie gegen den Willen Ihrer Kinder zu handeln, sie in viele Entscheidungen einzubeziehen und Ihre Kinder Essen mit allen Sinnen erfahren zu lassen.

So wünschen wir Ihnen eine gute Lektüre und viele gesunde, leckere und fröhliche Familienmahlzeiten!

Dank

Dieses Buch wäre ohne unsere eigenen Kinder Milena, Janosch, Juri, Elba, Wim, Pepe und Alma wahrscheinlich nicht entstanden. Durch sie erfuhren wir, wie unterschiedlich Ernährungsgewohnheiten von Kindern sein können, dass auch jedes einzelne Kind seine Essgewohnheiten von einem auf den anderen Tag ändern kann, und konnten so viel Erfahrung mit unseren Rezepten, Tipps und Kniffen sammeln.

Besonderer Dank gilt aber unseren Partnern, die unsere Berufstätigkeit in jeder Hinsicht unterstützen und uns den Rücken freihalten.

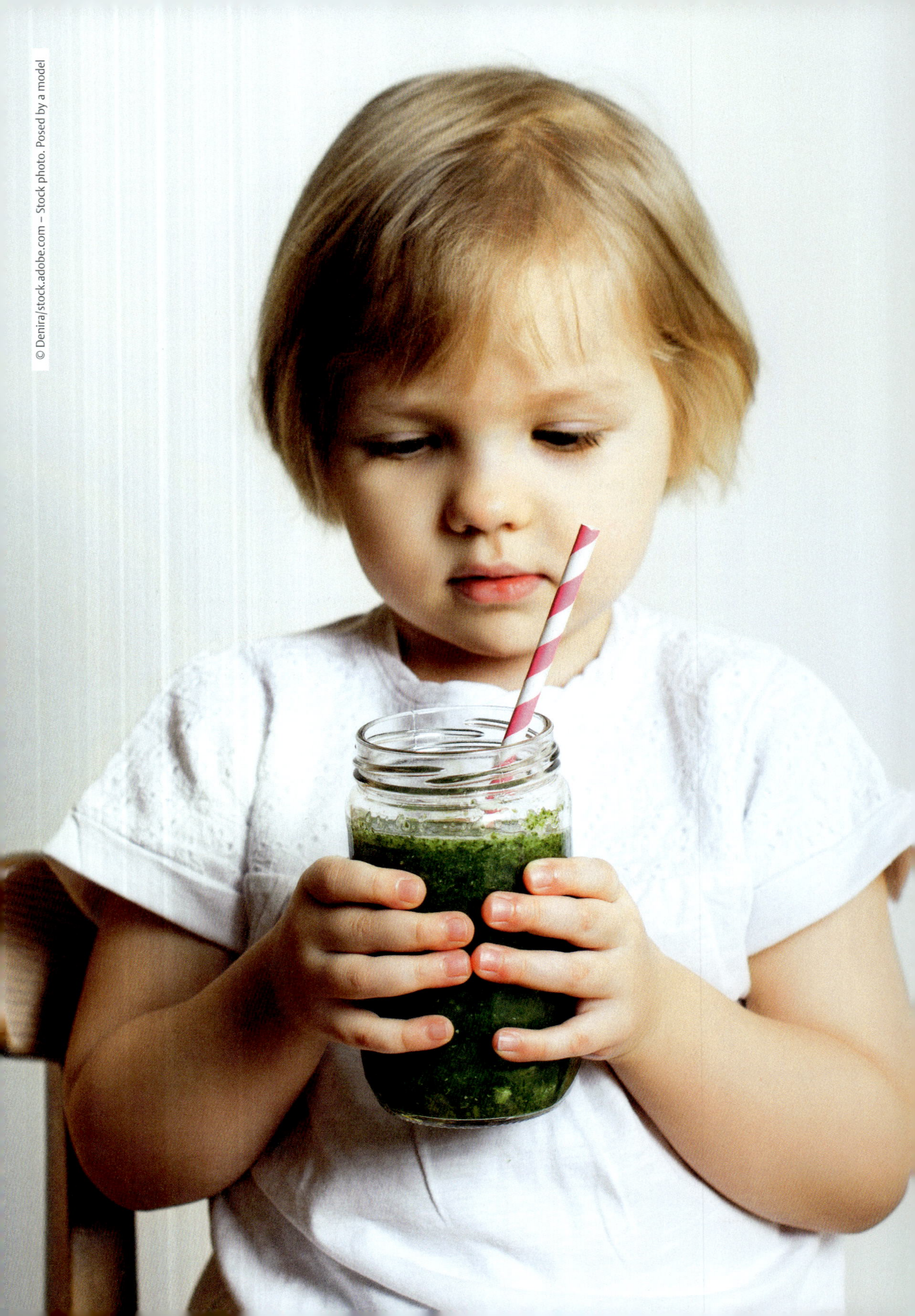

Essen und Ernährung – nicht unbedingt identisch

Beim Essen sollen unsere Kinder nicht nur satt werden, sondern auch wichtige Nährstoffe aufnehmen, die sie für ihre Entwicklung benötigen.

Was ist gut für unsere Kinder?

Eine gute Versorgung mit wichtigen Nährstoffen, werden Sie sagen. Richtig! Aber wie kann man sie Kindern schmackhaft machen?

Dieses Buch haben wir ganz für Mütter und Väter (oder auch Omas, Opas und andere Betreuungspersonen) verfasst, die sich wünschen, ihr Kind bestmöglich mit Nährstoffen zu versorgen und das Ganze am besten spielerisch, ohne zu viel Druck aufzubauen. Wir möchten, dass alle Kinder gute Voraussetzungen für ein gesundes Leben haben und sich gut für all die Herausforderungen, die unser moderner Lebensstil mit sich bringt, wappnen können. Gleichzeitig stehen einige Eltern vor der Aufgabe, ein Kind zu haben, das am liebsten Nudeln ohne Sauce isst und von grünem Gemüse nur eins hält, nämlich Abstand. Nicht zu sprechen von der Zeitknappheit des Familienalltags als ganz eigenständige Herausforderung.

Daher blättern Sie bitte immer mal wieder in einer freien Minute in diesem Buch, ohne das Gefühl zu haben, Sie müssten die vorderen Kapitel gelesen haben, um die hinteren zu verstehen. Die wichtigsten Nährstoffe für Ihr Kind sind im Kapitel »ABC der Nährstoffe« (Seite 39) alphabetisch geordnet und ihre jeweilige Bedeutung dort kurz und knapp erklärt. Für sehr wissenschaftlich Interessierte haben wir weiterführende Literatur, Quellen und Links in den Anhang gepackt.

Im Kapitel »Tipps, Tricks und Must-haves im Küchenalltag« (Seite 80) finden Sie alltagstaugliche, schnelle und leckere Rezepte, um einen großen Teil des Tagesbedarfs der jeweiligen Nährstoffe in möglichst natürlicher Form abzudecken. Wir favorisieren die Abdeckung der Nährstoffe durch die alltägliche Ernährung, dies ist jedoch bei einigen Nährstoffen und Ernährungsformen nicht immer umsetzbar. Deshalb erklären wir auch kurz, wie ein Nährstoff kindgerecht supplementiert werden kann.

Wie sich der Nährstoffbedarf im Wachstum ändert

Ihr Kind verdoppelt in den ersten 6 Lebensmonaten sein Geburtsgewicht und verdreifacht es innerhalb des 1. Lebensjahres. Zwischen dem

2. und 4. Lebensjahr wachsen Kinder pro Jahr etwa 10 cm in die Höhe. Für all diese Schritte des Wachstums und der Entwicklung Ihres Kindes hat die Ernährung eine große Bedeutung. Im Wachstum ist der Energie- und Nährstoffbedarf Ihres Kindes besonders hoch.

Dass Sie sich Gedanken über die Nährstoffversorgung Ihres Kindes machen, ist richtig. Denn eine ausgewogene und nährstoffdichte Ernährung in den ersten Lebensjahren legt einen Grundstein für das ganze Leben. Die Verdauungsorgane reifen, unser Mikrobiom, wie man die Darmflora heute nennt, baut sich auf, damit wir Nährstoffe im weiteren Leben gut verstoffwechseln können, und auch der Geschmackssinn bildet sich aus. Beobachtungsstudien zeigen, dass die Ernährung in den ersten 1000 Tagen, also von Beginn der Schwangerschaft bis zum Ende des 2. Lebensjahrs, lebenslange Effekte hat. Nicht nur das Adipositasrisiko sinkt bei ausgewogener Ernährung. Eine Überernährung des Fötus im Mutterleib erhöht zudem das Risiko für Bluthochdruck, Insulinresistenz, Diabetes, Herz-Kreislauf-Erkrankungen und Asthma im späteren Leben.[1]

Der Bedarf an Nährstoffen verändert sich während des Wachstums stetig, da Kinder sich kontinuierlich und teilweise sprunghaft weiterentwickeln, und er ist natürlich auch individuell. Kinder benötigen spezifische Nährstoffe, um gesund zu bleiben und optimal zu wachsen.

Hierbei muss einmal zwischen der Menge der Nährstoffe und der Auswahl der Nährstoffe unterschieden werden.

Sie fragen sich »Was sind Nährstoffe überhaupt?«. Darauf gehen wir ausführlich im folgenden Kapitel (Seite 17) ein.

Makronährstoffe

Während des Wachstums benötigen Kinder mehr Energie, weil sie ständig aktiv sind und sich ihr Körper und ihre Organe und Muskeln entwickeln. Es geht also zum einen um die Menge der energieliefernden Nährstoffe (Makronährstoffe), die als Kalorien beschrieben werden. Deren Bedarfsmenge hängt vom Alter, der körperlichen Aktivität und vom Geschlecht Ihres Kindes ab. Jungen benötigen oft mehr Energie als Mädchen.

Auch die Muskeln und Organe wachsen bei Kindern schnell und benötigen daher viel Eiweiß (Proteine) als Baustoff. Eiweiß unterstützt den Bau neuer Zellen. Fett als wichtige Energiequelle ist außerdem notwendig für die Entwicklung des Gehirns und der Nervenzellen. Kohlenhydrate dienen als schnelle Energiequelle für Gehirn und Muskelzellen. Interessanterweise ist der tägliche Bedarf an Fett im 1. Lebensjahr des Kindes höher als im Kleinkindalter (Grund ist die Gehirnentwicklung), während der Bedarf an Protein mit den Lebensmonaten ganz entscheidend steigt.

Mikronährstoffe

Neben den energieliefernden Makronährstoffen spielt auch die Auswahl der Mikronährstoffe in der kindlichen Entwicklung und im Wachstum eine entscheidende Rolle. Gerade für Kinder, die mitten im Wachstum stecken und deren Körpergröße sich in kürzester Zeit mehr als verdoppelt, ist das Vorhandensein einer breiten Auswahl an Mikronährstoffen von großer Bedeutung.

Hätten Sie's gewusst? Der Calciumbedarf ist bei Kindern zwischen dem 10. und 19. Lebensjahr höher als bei uns Erwachsenen, denn hier muss der Knochen heranreifen.

Eine gute Versorgung mit Mikronährstoffen ist außerdem unentbehrlich für eine gesunde kognitive und physische Entwicklung.

Auch für die Stärkung des kindlichen Immunsystems spielen die Mikronährstoffe eine elementare Rolle und helfen bei der Vorbeugung von Krankheiten und Infektionen. Nährstoffe wie Omega-3-Fettsäuren haben außerdem einen entscheidenden Einfluss auf die Gehirnentwicklung und Lernfähigkeit von Kindern, Eisen und Jod z. B. auf die geistige Entwicklung.

Gut für uns und den Planeten: saisonal, regional, biologisch

Dass saisonale, regionale und biologisch angebaute Lebensmittel gut für das Klima und den Menschen sind, ist heutzutage eine Binsenweisheit. Dennoch möchten wir ein paar Worte dazu sagen, weil es auch im Hinblick auf eine nährstoffreiche Ernährung von Bedeutung ist. Saisonales Essen bedeutet, dass wir Lebensmittel essen, die zur jeweiligen Jahreszeit natürlich wachsen und geerntet werden. Im Frühling gibt es etwa Spargel, Erdbeeren und Rhabarber, während im Herbst Kürbisse, Äpfel und Pilze frisch geerntet werden. Die Vorteile sind zahlreich: Saisonale Produkte sind nicht nur besonders aromatisch und nährstoffreich, sondern auch günstiger, da sie in größeren Mengen verfügbar sind. Durch den Wechsel der Jahreszeiten kommt außerdem über das Jahr gesehen eine von der Saison bestimmte Abwechslung in den Speiseplan.

Tipp Mit einer großen Gefriertruhe kann man saisonale Engpässe z. B. des Lieblingsobsts heutzutage natürlich prima überbrücken und auch im Winter die tiefgefrorenen Lieblingsbeeren aus der Truhe zaubern (die darin enthaltenen Vitamine bleiben weitestgehend erhalten).

Stammen Obst und Gemüse aus unserer näheren Umgebung, unterstützen Sie mit dem Kauf auch die lokale Landwirtschaft. In Deutschland gibt es viele regionale Bauern, die Obst- und Gemüsekisten aus eigenem Anbau liefern. Diese bieten nicht nur Vielfalt, sondern fördern z. B. auch den Erhalt traditioneller Anbaumethoden. Außerdem bedeuten die kürzeren Transportwege, dass Obst und Gemüse reif geerntet und schon bald nach der Ernte zubereitet und verzehrt werden können. Anders als bei Produkten, die auf eine lange Reise gehen, bleiben so die wertvollen Nährstoffe erhalten. Wenn sie zudem noch aus biologischer Landwirtschaft stammen und somit ohne den Einsatz von synthetischen Pestiziden, chemischen Düngemitteln oder genetisch veränderten Organismen angebaut werden, ist das natürlich gut für unsere Gesundheit.

Superfoods – oft nicht die bessere Wahl Der Begriff »Superfood« ist ein Marketingwort und nicht wissenschaftlich definiert. Wegen eines anhaltenden Hypes werden Superfoods oft hochpreisig verkauft, obwohl sie im Nährstoffgehalt den heimischen Alternativen nicht überlegen sind. Viele der sogenannten Superfoods stammen aus Südamerika oder Asien, haben damit weite Transportwege und hinterlassen einen großen ökologischen Fußabdruck. Sie könnten unter Umständen auch mehr mit Pestiziden und Schwermetallen belastet sein als in der EU angebaute Produkte.

Schadstoffe in unseren Verpackungen?
Viele Eltern fragen sich wohl zurecht, welche Schadstoffe sie ihren Kindern womög-

Superfoods – exotische Lebensmittel durch regionale Schätze ersetzen

Exotisches Superfood	Regionale Alternative aus Europa	Nährstoffe
Chiasamen aus Mittel-/ Südamerika	Leinsamen	ALA (Omega-3-Fettsäure) Ballaststoffe
Quinoa aus Südamerika	Hirse	Ballaststoffe Eisen
Goji-Beeren aus China	Heidelbeeren/Johannisbeeren	Calcium Vitamin C
Açaí-Beeren aus Brasilien	Heidelbeeren/Brombeeren	Anthocyane (Antioxidantien)
Avocado aus Mittel-/Südamerika	Walnüsse, Rapsöl	ALA (Omega-3-Fettsäure) Kalium
Süßkartoffeln aus Südamerika	Karotten oder Kürbis	Vitamin A

lich zumuten. Zum Glück gibt es einen Trend hin zu plastikfreien Verpackungen oder sogar den vollständigen Verzicht darauf. Dennoch kommt man beim Einkaufen im Discounter selten ganz um Plastikverpackungen herum. Dabei ist das Plastik selbst häufig nicht das zentrale Problem, sondern die Zusatzstoffe, wie Weichmacher, Klebstoffe oder Bisphenole.

Hätten Sie's gewusst? Man geht davon aus, dass die Schadstoffbelastung durch Verpackungsmaterialien größer ist als durch Pestizide in der Landwirtschaft.[2] Mit einem Glas-Gabel-Symbol werden Verpackungen gekennzeichnet, deren Kontakt mit Lebensmitteln sicher ist.

Achten Sie darauf, Plastikverpackungen möglichst nicht zu erhitzen und nicht der prallen Sonne auszusetzen und die Nahrungsmittel möglichst nicht lange darin zu lagern. Am besten verwendet man wiederverwertbare Obst- und Gemüsebeutel aus Stoff oder Papier.

Tierisch lecker, vegetarisch oder vegan essen – geht das?

Kein Fleisch? Kein Ei? Keine Milchprodukte? Oder Allesesser? Wir können aus vielen verschiedenen Ernährungsformen auswählen und diese dabei ganz frei gestalten. Der Ausschluss von verschiedenen Lebensmitteln oder Lebensmittelgruppen führt zur Einteilung in verschiedene Ernährungsformen (siehe dazu die Tabelle, Seite 14). Hierbei wird umgangssprachlich hauptsächlich zwischen den drei Ernährungsformen omnivor (= Allesesser), vegetarisch (kein Fleisch) und vegan (gar keine tierischen Produkte) unterschieden. Die Entscheidung für eine dieser Ernährungsformen für unsere Kinder kann weitreichende Auswirkungen auf die Nährstoffversorgung und somit die kindliche Entwicklung haben. Grundsätzlich kann fast jede Ernährungsform »gesund« im Sinne von bedarfsdeckend sein, wenn sie gut geplant ist und dabei einige Dinge berücksichtigt werden.

Überblick über verschiedene Ernährungsformen

Ernährungsform	Ausgeschlossene Lebensmittel
omnivor	kein definierter Verzicht auf bestimmte Lebensmittel(-gruppen)
ovo-lacto-vegetarisch	Fleisch und Fisch
ovo-vegetarisch	Fleisch, Fisch und Milch sowie Milchprodukte
lacto-vegetarisch	Fleisch, Fisch und Ei
pesco-vegetarisch	Fleisch
vegan	alle Produkte tierischen Ursprungs

Darstellung modifiziert nach Leitzmann and Keller 2020[3]

Die gängigste Ernährungsform ist wohl noch die omnivore Ernährung, bei der man umgangssprachlich als »Allesesser« bezeichnet wird. Sie ermöglicht die uneingeschränkte Vielfalt und breite Auswahl an Lebensmitteln und Nährstoffen aus tierischen und pflanzlichen Quellen. Damit kann der kindliche Nährstoffbedarf unkompliziert gedeckt werden. Gleichzeitig besteht durch den Verzehr von tierischen Lebensmitteln allerdings auch das Risiko einer zu hohen Aufnahme an weniger günstigen Nährstoffen wie z. B. gesättigten Fetten. Ein zu hoher Verzehr von (ungünstigen) tierischen Lebensmitteln kann langfristig die Gesundheit auch negativ beeinflussen.

Eine vegetarische Ernährung mit dem Verzehr von Lebensmitteln tierischen Ursprungs wie z. B. Milch und/oder Eiern kann ebenfalls eine hohe Nährstoffdichte und -vielfalt bieten. Sie hat den Vorteil, dass man durch den Verzicht auf Fleisch weniger ungünstige Fette als bei einer omnivoren Ernährung aufnimmt. Dabei rücken idealerweise sonst oft weniger beachtete pflanzliche Lebensmittel in den Vordergrund und ermöglichen eine erhöhte Aufnahme an gesundheitsfördernden Nährstoffen wie Ballaststoffen und Vitaminen. Jedoch werden bei einer vegetarischen Ernährung oft wichtige Nährstoffe in zu geringer Menge aufgenommen, weshalb man sie als potenziell »kritisch« bewertet.

Eine rein pflanzliche Ernährung wird als vegan oder pflanzenbasiert bezeichnet. Sie schließt sämtliche Produkte tierischen Ursprungs vom Verzehr aus. Eine bunte und vielseitige vegane Ernährung kann zu einer hohen Aufnahme an vielen gesundheitsfördernden Nährstoffen wie Vitaminen, Ballaststoffen und anderen sogenannten sekundären Pflanzenstoffen führen. Sie birgt durch den Ausschluss von Lebensmittelgruppen jedoch auch das Risiko einer nicht ausgewogenen Ernährungsform mit einigen Nährstoffen, die in zu geringem Ausmaß zugeführt werden – man bezeichnet diese als potenziell kritische Nährstoffe. Ein besonders kritischer Nährstoff – also mit einem besonders hohen Risiko für einen Mangel – ist dabei Vitamin B_{12}, bei dem eine bedarfsdeckende Versorgung durch rein pflanzliche Lebensmittel keinesfalls erreicht werden kann, sodass eine zusätzliche Einnahme eines Nahrungsergänzungsmittels (Supplementation) unumgänglich ist.

Die Tabelle »Potenziell kritische Nährstoffe bei verschiedenen Ernährungsformen« (Seite 15) zeigt eine Übersicht über potenziell kritische Nährstoffe bei den einzelnen Ernährungsformen. Wie gesagt, wenn man sich der Gefahr der Unterversorgung bewusst ist und regelmäßig ärztlich kontrol-

Potenziell kritische Nährstoffe bei verschiedenen Ernährungsformen

Nährstoff	Omnivor	Vegetarisch	Vegan
Protein	ausreichend durch Fleisch, Fisch, Eier	ausreichend durch Milchprodukte, Eier, Hülsenfrüchte	kritisch, sorgfältige Planung erforderlich (Hülsenfrüchte, Sojaprodukte, Nüsse)
Vitamin B_{12}	ausreichend durch Fleisch, Fisch, Eier	kritisch, Bedarf durch Milchprodukte, Eier gedeckt	sehr kritisch, Supplementierung notwendig
Eisen	ausreichend durch Fleisch	kritisch, eisenreiche Pflanzenkost (Linsen, Bohnen)	sehr kritisch, eisenreiche Pflanzenkost + Vitamin C zur besseren Absorption
Vitamin D	bedingt ausreichend durch Fisch, Eier; daneben Sonnenexposition, in den Wintermonaten Supplementierung notwendig	kritisch, Supplementierung oder Sonnenexposition notwendig	sehr kritisch, Supplementierung notwendig
Calcium	ausreichend durch Milchprodukte	ausreichend durch Milchprodukte	kritisch, pflanzliche Quellen (angereicherte Getränke, Tofu, grünes Blattgemüse) + Supplementierung
Zink	ausreichend durch Fleisch, Fisch	kritisch, durch Milchprodukte, Eier, Nüsse	sehr kritisch, durch Hülsenfrüchte, Nüsse, Samen
Jod	ausreichend durch Fisch, jodiertes Salz	kritisch, jodiertes Salz notwendig	sehr kritisch, jodiertes Salz und teils standardisierte Nahrungsergänzung notwendig
Omega-3-Fettsäuren	ausreichend durch Fisch	kritisch, durch Leinsamen, Walnüsse, Chiasamen	sehr kritisch, durch Leinsamen, Walnüsse, Chiasamen + Algenöl-Supplemente
Vitamin B_2 (Riboflavin)	ausreichend durch Milchprodukte, Fleisch	kritisch, durch Milchprodukte, Eier	sehr kritisch, durch Pilze, angereicherte Lebensmittel
Selen	ausreichend durch Fleisch, Fisch, Eier	kritisch, durch Eier, Milchprodukte, Sonnenblumenkerne, Cashewnüsse	sehr kritisch, durch Sonnenblumenkerne, Cashewnüsse
Vitamin A	ausreichend durch tierische Produkte	kritisch, durch Milchprodukte, Eier, oranges Gemüse	sehr kritisch, durch oranges Gemüse, Blattgemüse (Umwandlung in aktives Vitamin A beachten, mehr dazu in Kapitel Vitamin A, Seite 40)

lieren lässt, ob die Kinder ausreichend mit allen wichtigen Nährstoffen versorgt sind, kann man sich trotzdem für jede der hier aufgeführten Ernährungsformen entscheiden. Eventuell wird man Ihnen vorschlagen, bestimmte Nährstoffe in Form von Nahrungsergänzungsmitteln zu verabreichen, das muss jedoch im Einzelfall mit Fachleuten abgestimmt werden.

Die Deutsche Gesellschaft für Ernährung (DGE) sieht eine vegetarische Ernährung für Kinder grundsätzlich positiv, wenn sie gut geplant und ausgewogen ist. Insbesondere die ovo-lakto-vegetarische Ernährung, bei der Milchprodukte und Eier konsumiert werden, kann eine ausreichende Versorgung mit allen notwendigen Nährstoffen gewährleisten. Was eine vegane Ernährung für Kinder betrifft, so betont die DGE, dass diese sorgfältig geplant und durch geeignete Supplemente ergänzt werden muss, um eine ausreichende Nährstoffversorgung sicherzustellen und Gesundheitsrisiken zu vermeiden. Das größte Risiko für die kindliche Entwicklung stellt hierbei ein Mangel an Vitamin B_{12} dar, dieses ist für die Gehirn- und Nervenfunktion essenziell, ein Mangel kann irreversible Schäden an diesen Organen hervorrufen.

Wichtig ist, regelmäßig durch eine Blutuntersuchung überprüfen zu lassen, ob Ihr Kind mit allen wichtigen Nährstoffen, die in der veganen Ernährung üblicherweise unterrepräsentiert sind, versorgt ist, allen voran mit Vitamin B_{12}, aber auch mit Vitamin B_2, Jod, Eisen, Vitamin D und Calcium sowie mit Omega-3-Fettsäuren. Bei einem Mangel muss darüber nachgedacht werden, wie man sie regelmäßig zuführt, d. h. ob man die Ernährungsweise ändert oder die ausreichende Versorgung durch Nahrungsergänzungsmittel sicherstellt.

Hätten Sie's gewusst? Eine von der DGE durchgeführte Studie (die sogenannte VeChi-Studie) hat gezeigt, dass die Versorgung mit Vitamin B_{12} bei vegetarisch ernährten Kindern sogar kritischer als bei vegan ernährten Kindern ist, da Eltern und Kinderärzte bzw. -ärztinnen bei Letzteren bewusst auf die regelmäßige Supplementierung achten.

Jede Ernährungsform hat ihre Vor- und Nachteile. Die omnivore Ernährung bietet den Vorteil, dass für eine ausreichende Versorgung in der Regel keine Nährstoffe supplementiert werden müssen. Allerdings zeigten sich in der VeChi-Youth-Studie selbst hier teilweise unzureichende Versorgungen zum Beispiel mit Vitamin B_2, Vitamin D und Calcium.[4] Uns liegt es am Herzen, Sie für eine möglichst vielfältige und abwechslungsreiche Ernährung mit einem hohen Anteil an frischen und unverarbeiteten Lebensmitteln für Ihre Kinder zu motivieren. Egal bei welcher Ernährungsform, es lohnt sich, genau hinzusehen, nie die Individualität eines jeden Kindes aus den Augen zu verlieren und im Verdachtsfall auch eine Nährstoffanalyse durchführen zu lassen.

Welche Bedeutung haben Nährstoffe überhaupt?

Der Begriff begegnet uns immer wieder, etwa in der Werbung oder im Drogeriemarkt, und doch wissen wir nicht immer genau, was sich dahinter verbirgt.

Was sind Nährstoffe eigentlich genau? Diese Frage lässt sich leicht beantworten:

Nährstoffe sind Stoffe in Lebensmitteln, die der Körper braucht, um zu leben, zu wachsen und gesund zu bleiben. Dabei können, wie bereits erklärt (Seite 11), zwei große Nährstoffkategorien unterschieden werden: die Makro- und die Mikronährstoffe.

Makronährstoffe Die »großen« Nährstoffe sind solche, von denen der Körper viel braucht, um zu leben. Sie dienen als Energiequelle, aber z. B. auch als Baustoff in unserem Körper. Dazu gehören Kohlenhydrate, Fette und Eiweiße (Proteine).

Kohlenhydrate sind ein wichtiger Energielieferant. Wir finden sie zum Beispiel in Brot, Nudeln, Reis oder Kartoffeln. Fette liefern ebenfalls Energie. Sie helfen unserem Körper aber auch dabei, wichtige Vitamine aufzunehmen. Gesunde Fette finden wir zum Beispiel in Nüssen, Avocado oder pflanzlichen Ölen. Eiweiß (Protein) ist wichtig für den Aufbau von Muskeln und Zellen. Es kommt zum Beispiel in Fleisch und Fisch, Eiern oder Hülsenfrüchten vor.

Mikronährstoffe Mit dieser Gruppe von Nährstoffen, von denen wir nur eine geringe Menge brauchen, befassen wir uns in diesem Buch. Dazu gehören z. B. Vitamine, Mineralstoffe und Spurenelemente. Vitamine kann man in zwei Kategorien unterteilen: fettlösliche und wasserlösliche Vitamine.

Mineralstoffe helfen z. B. dabei, dass unsere Knochen gesund und stark bleiben. **Spurenelemente** sind Mineralstoffe, die unser Körper nur in sehr kleinen Mengen benötigt, die aber trotzdem wichtig sind, etwa Zink (eine Übersicht über wichtige Mineralstoffe bietet Ihnen die Tabelle »Übersicht von in der Ernährung wichtigen Mineralstoffen und Spurenelementen«, Seite 18).

Einige Nährstoffe kann unser Körper auch selbst herstellen, sie werden deshalb als nicht-essenzielle Nährstoffe bezeichnet.

Übersicht der fett- und wasserlöslichen Vitamine

Wasserlösliche Vitamine	Fettlösliche Vitamine
Vitamin B_1 (Thiamin)	Vitamin A
Vitamin B_2 (Riboflavin)	Vitamin D
Vitamin B_3 (Niacin)	Vitamin E*
Vitamin B_5 (Pantothensäure)*	Vitamin K
Vitamin B_6	
Vitamin B_7 (Biotin)	
Vitamin B_9 (Folsäure)	
Vitamin B_{12}	
Vitamin C (Ascorbinsäure)	

*Nährstoff in diesem Buch nicht behandelt

Übersicht von in der Ernährung wichtigen Mineralstoffen und Spurenelementen

Mineralstoffe	Spurenelemente
Calcium	Eisen
Magnesium	Zink
Kalium*	Jod
Natrium*	Selen
Chlorid*	Fluorid*
Phosphor*	Kupfer*
	Chrom*
	Molybdän*
	Mangan*

*Nährstoff in diesem Buch nicht behandelt

Dazu gehört z. B. Vitamin D, das bei ausreichender Sonnenexposition über die Haut hergestellt werden kann. Alle Nährstoffe, die der Körper nicht selbst produzieren kann, gelten als essenzielle Nährstoffe und müssen über die Nahrung aufgenommen werden.

Nährstoffe als Schutzschild

Damit unser Immunsystem gut funktioniert, bedarf es einer Vielzahl an Faktoren zur Unterstützung: ausreichender Schlaf, Bewegung an der frischen Luft, kein Dauerstress, ein gut arbeitendes Darmmikrobiom. Aber es bedarf auch einer ausreichenden Zufuhr an Nährstoffen, um die Funktion unserer Immunzellen aufrechtzuerhalten, Entzündungsprozesse zu regulieren und die Barriefunktion des Körpers zu stärken. Da das kindliche Immunsystem in den ersten Lebensjahren noch nicht vollständig ausgereift ist, hilft es, ihm die bestmöglichen Voraussetzungen für die gesundheitlichen Herausforderungen zu schaffen und es mit einer ausgewogenen Ernährung zu unterstützen.

Einige Nährstoffe fungieren hierbei als kleine Schlüsselakteure im kindlichen Immunsystem.

- Vitamin A: Die erste Kontaktstelle für Krankheitserreger sind die Schleimhäute, z. B. die Mund- und Nasenschleimhaut. Vitamin A hilft, sie gesund zu erhalten, indem es für ihre Unversehrtheit und damit für einen funktionierenden ersten Abwehrmechanismus sorgt.
- Vitamin D: Ein unzureichender Vitamin-D-Spiegel führt laut Bundesinstitut für Risikobewertung (BfR) beispielsweise zu einem erhöhten Auftreten von Atemwegsinfektionen.[5] Vitamin D hilft dabei, spezielle Abwehrzellen im Körper zu aktivieren

und Stoffe zu bilden, die gegen Bakterien und Viren wirken. Der Körper stellt Vitamin D vor allem selbst her, wenn die Haut ausreichend Sonnenlicht abbekommt.
- Vitamin C sorgt dafür, dass körpereigene Abwehrzellen besser arbeiten können und unterstützt die Bildung von antiviralen Stoffen. Außerdem schützt es die Immunzellen durch seine antioxidative Eigenschaft.
- Vitamin B_6 unterstützt den Körper dabei, wichtige Botenstoffe für das Gehirn herzustellen, Abwehrzellen zu produzieren und Antikörper zu bilden, die vor Krankheiten schützen.
- Zink fördert die Entwicklung und Funktion von Immunzellen und hilft bei der Wundheilung. Zink wirkt entzündungshemmend, was zur Unterstützung der Infektionsabwehr beiträgt.

Darüber hinaus tragen auch Selen, Eisen, Kupfer und alle anderen Mikronährstoffe ihren Teil dazu bei, den Körper gesund zu erhalten. Eine ausgewogene Ernährung wirkt daher präventiv, kann also Krankheiten vorbeugen.

Hätten Sie's gewusst? Auch sogenannte sekundäre Pflanzenstoffe wie Polyphenole, Carotinoide und Flavonoide wirken sich indirekt positiv auf unser Immunsystem aus, sie wirken antioxidativ und entzündungshemmend. Sie kommen in allen pflanzlichen Lebensmitteln vor.

Wie viele Nährstoffe braucht mein Kind?

Die Referenzwerte, also die von der DGE empfohlenen Mengen für die tägliche Zufuhr, auf die wir uns auch in diesem Buch beziehen, gelten für gesunde Personen, um den Mindestbedarf zu decken und um alle körperlichen Funktionen aufrechtzuerhalten (wir haben sie im Kapitel »Referenzwerte gemäß der Empfehlungen der DGE« (Seite 132) aufgelistet). Sie beziehen sich nicht auf die Versorgung von Kranken und gerade Genesenen beispielsweise nach längerer Infektion oder in und nach individuellen Stresssituationen (Trennung der Eltern, Eingewöhnung in Kita, Beginn der Schulzeit, Mobbing, Pubertät usw.). Sie sind außerdem nicht ausreichend, um bei Personen mit einem Nährstoffmangel entleerte Speicher wieder aufzufüllen. Sie gelten auch nicht für Menschen, die regelmäßig Medikamente einnehmen und deren Körper dadurch besonderen Belastungen ausgesetzt ist. Ernährungsmedizin sollte deswegen immer individualisiert betrachtet werden, da es so viele verschiedene Einflussfaktoren gibt, die von Mensch zu Mensch ganz unterschiedlich sind (Lebensphase, schulische Belastung, Bewegungsauslastung, genetische Polymorphismen, Geschlecht, Gesundheitsstatus).

Symptome bei Nährstoffmangel

Ein Mangel an Mikronährstoffen kann sich durch verschiedene Warnsignale bemerkbar machen. Für einige Nährstoffe gibt es spezifische Symptome, die Sie im jeweiligen Nährstoff-Kapitel im »ABC der Nährstoffe« weiter hinten beschrieben finden.

Doch was, wenn Ihr Kind eher unspezifisch schlapp, müde und leistungsgemindert wirkt? Wann sollte man an einen Nährstoffmangel denken? Wir setzen in unserer praktischen Arbeit stark auf das Urteil der Eltern, die ihr Kind am allerbesten kennen. Wenn eine Mutter uns beunruhigt erzählt, dass sich das Verhalten ihres Kindes deutlich ver-

Ernährungsberatung muss individuell erfolgen

Auch wenn wir hier jeweils den von der DGE empfohlenen Tagesbedarf eines Nährstoffs nennen, raten wir Familien im Einzelfall auch zu deutlich höheren Dosierungen unter ärztlicher Kontrolle. Die hier angezeigten Werte stellen lediglich eine Orientierung dar, bei besonderen Bedürfnissen und Unsicherheit legen wir Ihnen dringend eine individuelle ernährungsmedizinische Beratung und Betreuung ans Herz. Denn auch in der Praxis sehen wir immer wieder Menschen, die sich scheinbar optimal ernähren und dennoch Nährstoffmängel aufweisen.

ändert hat, sie »es so nicht kennt«, werden wir hellhörig und forschen nach.

Müdigkeit und allgemeine Schlappheit

Kinder sind normalerweise Energiebündel, die toben, lernen, forschen und sich ganz selbstständig weiterentwickeln möchten. Es gibt im Alltag und bei Krankheit natürlich immer wieder Phasen von Ruhebedürfnis und Regeneration. Aber wenn sich ein Kind ohne erkennbaren Grund über Wochen schlapp und müde fühlt, dies vielleicht sogar äußert, halten wir dies für ein Warnzeichen, das abgeklärt gehört.

Klassische Nährstoffmängel können in solchen Fällen ein Eisen-, Folsäure- oder Vitamin-B_{12}-Mangel sein, die in der Folge zu Blutarmut und Schlappheit führen. Andere Nährstoffe wie Magnesium, Selen, Zink und B-Vitamine werden für unseren Energiestoffwechsel in den Mitochondrien benötigt.

Depressive Verstimmung

Depressionen im Kindesalter sind nicht selten, laut WHO hat sich die Erkrankungshäufigkeit im Kindes- und Adoleszenzalter seit 2000 verzehnfacht. Sie können psychischer Natur sein (als Folge von emotional belastenden Ereignissen), aber auch greifbare körperliche Ursachen haben.

Ursächlich dafür könnte ein Eisenmangel sein, der wiederum Blutarmut nach sich ziehen und eine manifeste Depression auslösen kann. Dies lässt sich nur durch eine Blutanalyse feststellen, die jedoch in der kinderärztlichen Praxis nach wie vor selten durchgeführt wird. Ähnliches gilt für die Schilddrüsenunterfunktion: Nicht nur eine Entzündung der Schilddrüse (Thyreoiditis) mit Unterfunktion kann ursächlich für depressive Verstimmungen sein. Ursache dafür kann auch ein Selenmangel sein, der bewirkt, dass zu wenig aktives Schilddrüsenhormon hergestellt werden kann. Für unsere psychische Gesundheit sind daneben eine ausreichende Versorgung mit Vitamin D und Omega-3-Fettsäuren wichtig.

Bei der Herstellung unseres Glückshormons Serotonin sind weiterhin folgende Nährstoffe beteiligt: Vitamin C, Vitamin B_6, Folsäure sowie die essenzielle Aminosäure Tryptophan.

Infektanfälligkeit

Von einer relevanten Infektneigung im Kindesalter spricht man erst dann, wenn acht oder mehr Infektionskrankheiten pro Jahr durchgemacht werden oder wenn eine Infektion über mehrere Wochen nicht richtig ausheilt. Ein Infekt reiht sich an den nächsten, im Winter teils ohne richtige Erholung. Manchmal werden antibiotische Therapien notwendig, die wiederum die Abwehrkräfte langfristig durch eine Veränderung des Mikrobioms schwächen können. Wiederkehrende (mehr als acht innerhalb von einem Jahr) und langwierige Infekte sollten ärztlich abgeklärt werden. Dabei ist es auch sinnvoll, bei einem Besuch in der Kinderarztpraxis im Rahmen einer Blutuntersuchung abklären zu lassen, ob etwa ein Immundefekt vorliegt. Weiterhin spielt eine ausgewogene und nährstoffreiche Ernährung eine große Rolle, um dem Immunsystem überhaupt erst die Möglichkeit zu geben, richtig zu arbeiten. Einige wichtige Nährstoffe sind im Kapitel »Nährstoffe als Schutzschild« (Seite 18) näher beschrieben.

Unruhe, Konzentrationsstörungen bis hin zu ADHS

In Studien wurden bei Kindern mit einer ADHS-Diagnose häufig mangelnde Spiegel der Omega-3-Fettsäure DHA sowie der Spurenelemente Magnesium und Zink beobachtet.[6] Wir finden: Bevor eine Therapie mit Medikamenten wie Ritalin begonnen wird, sollten eventuell vorhandene Nährstoffmängel zunächst einmal ausgeglichen werden.

Spezialfall chronisch krankes Kind

Wie im Kapitel über die Referenzwerte (Seite 132) erläutert, gelten die Nährstoffaufnahmeempfehlungen für Gesunde und stellen auch hier lediglich den Mindestbedarf für die Aufrechterhaltung aller körperlichen Funktionen dar.

Sobald eine chronische Erkrankung vorliegt, steigt der Bedarf an bestimmten Nährstoffen immens an, da kontinuierlich Nährstoffe im Rahmen einer Entzündungsreaktion verbraucht werden. Autoimmunerkrankungen sind ein Beispiel für solch einen systemisch erhöhten Verbrauch. Dazu gehörten etwa

- Hauterkrankungen wie Lichen ruber oder sclerosus
- Psoriasis
- Schilddrüsenerkrankungen wie Hashimoto-Thyreoiditis oder Morbus Basedow
- eine Nebennierenrindenschwäche oder Morbus Addison
- Diabetes mellitus Typ 1

Bei diesen und anderen Erkrankungen, die teilweise schon im frühen Kindesalter auftreten können, lohnt sich eine regelmäßige Überprüfung der Mikronährstoffe im Blut, da selbst bei optimaler Ernährung meist nicht ausreichend hohe Spiegel im Körper erzielt werden. Oft ist dann die Folge eine chronische Erschöpfung, Müdigkeit, »brain fog«, also das Gefühl, dass das Gehirn immer etwas »benebelt« ist – man sich also nicht optimal konzentrieren kann. Teilweise sind diese Beschwerden so unspezifisch, dass sie schnell als psychische Problematik abgehandelt werden. Klassische Schulmediziner sind bisher kaum in der Beurteilung von Mikronährstoffen und ihrem therapeutischen Einsatz ausgebildet. Es lohnt sich hier also, genau hinzuschauen und sich kompetente Beratung zu suchen.

Auch chronische Magen-Darm-Erkrankungen, wie chronische Gastritis (also Magenschleimhaut-Entzündung) oder Colitis ulcerosa bzw. Morbus Crohn (chronische Entzündungen der Darmschleimhaut) führen teilweise zu schweren Nährstoffmängeln. Das liegt einerseits daran, dass ein erhöhter Bedarf im Rahmen der Entzündungsreaktion vorliegt (Körpergewebe werden durch die Autoimmunreaktion teilweise zerstört und müssen wieder aufgebaut werden) und dass die Nährstoffe andererseits über die entzündete Darmschleimhaut in hohem Maße verloren gehen, also vom Körper nicht genutzt werden können. Gleichzeitig werden hier teilweise Nährstoffe überhaupt nicht in den Körper aufgenommen. Das gilt etwa für das Vitamin B_{12}, das bei einer chronischen Gastritis bei oraler Gabe überhaupt nicht aufgenommen werden kann und deswegen gespritzt werden muss. Erschwerend kommt hinzu, dass bei Darmentzündungen, wie der Colitis ulcerosa, oft Schonkost das Mittel der Wahl ist, sodass hier die Vielfalt der Lebensmittel und somit auch an Nährstoffen deutlich gemindert ist.

Sollte Ihr Kind unter einer chronischen Darmentzündung leiden, sorgen sie unbedingt dafür, dass nach den zugrunde liegenden Ursachen geforscht wird, denn nicht selten sind hier auch Nahrungsmittelunverträglichkeiten die Auslöser. Wir raten Ihnen und Ihrem Kind daher dringend, sich im Falle solcher Erkrankungen gut beraten zu lassen.

Nahrungsmittelallergien und -unverträglichkeiten

Immer wieder erreichen uns Fragen von Eltern, deren Kinder durch Allergien und Unverträglichkeiten einen deutlich eingeschränkten Speiseplan haben, was wir in solchen Fällen empfehlen können. Während ca. 16 % der Eltern eine Nahrungsmittelallergie bei ihrem Kind vermuten, stellen sich nach konsequenter allergologischer Diagnostik nur ca. 2–4 % als betroffen heraus. Diese Diskrepanz zwischen der Wahrnehmung und den Ängsten der Eltern und dem tatsächlichen Auftreten der Allergie liegt häufig an einer Fehlinterpretation von Symptomen und führt zu einer unnötigen Vermeidung von Lebensmitteln. Eine Vermeidung ohne echten Grund ist aber wiederum problematisch für die Allergieprävention, denn viele Allergien lassen sich verhindern, wenn Eltern ihren Kindern ab dem Beikoststart eine möglichst große Vielfalt an Nahrungsmitteln zukommen lassen.

Eher untypisch für eine Allergie ab dem Beikoststart sind folgende Symptome:

- leichte Rötung der Haut um die Lippen herum (kann z. B. durch Säuren in Obst oder Tomaten ausgelöst werden; hier kann eine zinkhaltige Creme schützen)
- Rötung des Windelbereichs (kann durch Nässe oder auch Hefepilze entstehen)
- festerer oder wechselnd weicher und festerer Stuhlgang nach Beikoststart (durch die Nahrungsumstellung; Gemüsebrei stopft mehr als Muttermilch!)
- chronische Bauchschmerzen, die nicht in Verbindung mit der Nahrungsaufnahme gebracht werden können

Was ist der Unterschied zwischen einer Allergie und einer Unverträglichkeit?

Eine Unverträglichkeit ist eine nicht-immunologische Reaktion auf bestimmte Nahrungsmittel oder deren Bestandteile, die aufgrund einer Fehlfunktion im Stoffwechsel oder einer Enzym-Fehlfunktion ausgelöst wird. Blähungen und Durchfall, Müdigkeit und Kopfschmerzen können als Symptome auftreten (auch erst innerhalb von Stunden), nicht jedoch schwere allergische Reaktionen mit Kreislaufschwäche (sogenannte ana-

Gegenüberstellung der Unterschiede von Nahrungsmittelintoleranz und -allergie

	Intoleranz	Allergie
Definition	nicht-immunologisch vermittelte Reaktion, bestimmte Stoffe können nicht richtig verdaut oder nicht richtig verstoffwechselt werden z. B. Kohlenhydrat-Malabsorption	Immunsystem-vermittelte Reaktion, spezifische Antikörper im Blut nachweisbar (sog. IgE-Antikörper)
Symptome	meist Bauchschmerzen, Blähungen, Durchfall seltener sog. pseudallergische Reaktionen wie Atembeschwerden, Hautausschläge verzögerte Reaktion (Stunden bis Tage)	Haut: Nesselsucht (Urtikaria) Magen-Darm-Trakt: Übelkeit, Erbrechen, Durchfall Atemwege: giemende/pfeifende Atmung, Schleimhautschwellungen, Atemnot Anaphylaxie bis hin zum Kreislaufschock Auftreten oft sofort (binnen Minuten bis Stunden) Ausnahme: bei verzögerten Reaktionen (Tage nach Konsum) kann es zu Hautbildverschlechterung bei Neurodermitis kommen
Beispiele	Histaminintoleranz Laktoseintoleranz Fruktoseintoleranz	Erdnuss-Allergie Hühnerei-Allergie Kuhmilch-Allergie Soja-Allergie Weizen-Allergie*
Therapie	Enzymsubstitution Eliminationsdiät	Eliminationsdiät orale Toleranz-Induktion

*Diese IgE-vermittelte Weizen-Allergie ist klar von der Zöliakie, einer Autoimmunerkrankung, bei der Autoantikörper gegen Gluten gebildet werden, die dann die Darm-Schleimhaut angreifen, zu unterscheiden.

phylaktische Reaktionen). Typische Auslöser sind z. B. Laktose, Fruktose, Histamin. Als Therapiemaßnahme sollten Nahrungsmittel, die diese Stoffe enthalten, möglichst gemieden oder reduziert werden. Alternativ oder ergänzend können Enzympräparate eingesetzt werden.

Hätten Sie's gewusst? Eine Laktoseintoleranz ist fast nie die Ursache für Blähungen oder dünnen Stuhl nach der Einführung von Kuhmilch in den Beikostplan eines Babys, denn Laktose ist auch schon Hauptbestandteil der Muttermilch und Pre-Nahrung und wurde demnach auch vor Beikoststart reichlich verzehrt. Eine Laktoseintoleranz kommt bei Kleinkindern so gut wie nie vor. Dennoch gilt eine Kuhmilchallergie als eine der häufigsten Nahrungsmittelallergien im Kindesalter.

Eine Allergie ist eine überempfindliche Reaktion des Immunsystems auf normalerweise harmlose Lebensmittel oder Lebensmittelbestandteile mit akut einsetzenden Symptomen wie z. B. Nesselsucht, Atemnot, Übelkeit, Erbrechen, Durchfall oder im Extremfall einem anaphylaktischen Schock. Zu den häufigsten Auslösern von Nahrungsmittelallergien im Säuglings- und Kleinkindalter gehören Kuhmilch (0,5–4 %), gefolgt von Erdnuss (0,2–1,9 %), Nüssen (0,8–1,6 %), Meeresfrüchten inklusive Fisch (0,2–5,2 %) und Hühnerei (0,2–2 %).[7]

Die Therapie einer diagnostizierten Nahrungsmittelallergie besteht aus einer kompletten Vermeidung des auslösenden Lebensmittels in Kombination mit einem Notfallmanagement – die damit verbundenen Konsequenzen (auch Mitführen eines Notfallsets und Allergenkarenz) sind im Alltag eine Herausforderung für die Familien. Wichtig ist daher die gute allergologische Abklärung, um die Diagnose fachlich abzusichern.

Wichtig für die Eltern zu wissen ist, dass ein mehrfacher und regelmäßiger oraler früher Kontakt mit Nahrungsmittelallergenen die Toleranz dieser fördert, während ein Kontakt durch die Haut zur Allergiebildung beitragen kann.

Das kann man sich so vorstellen: Wenn unsere Schutzbarriere der Haut gestört ist, wie z. B. bei einer Neurodermitis, kann das große Nahrungsmittelallergen, das normalerweise nicht durch die Haut käme, durch die Haut eindringen und die Immunzellen in unserer Haut erreichen und sensibilisieren. Praktisch gesehen heißt das: Wenn Ihr Kind mit den Fingern isst und sich das Essen auf Oberkörper und Gesicht verteilt, kann hierdurch bei gestörter Hautbarriere auch eine Allergie provoziert werden.

Um diese echten Allergien zu vermeiden und möglichst auf ein breites Spektrum an Nahrungsmitteln zugreifen zu können, empfehlen wir bei Familien mit familiärer Häufung von Neurodermitis, Nahrungsmittelallergien und Asthma folgende Maßnahmen zur Prävention:

- Stillen hilft über mehrere Wege, Allergien beim Kind zu vermeiden: Die Muttermilch enthält wichtige Bausteine für das kindliche Immunsystem, fördert den Aufbau einer guten Darmflora und vermeidet einen zu frühen Kontakt mit Fremdproteinen, z. B. aus der Kuhmilch. Wenn möglich, sollten Kinder die ersten 4–6 Monate ausschließlich gestillt werden. Während Schwangerschaft und Stillzeit sollte die Kost der Mutter möglichst abwechslungsreich sein.
- Das gilt auch für die Beikost, die zwischen dem 4.–6. Monat gestartet werden sollte. Wiederholter und regelmäßiger oraler Kontakt, auch mit potenziellen Allergenen wie Fisch oder Erdnuss, senkt das Allergierisiko. Falls die Mutter an einer Nahrungsmittelallergie leidet, sollte der Kontakt zum Allergen regelmäßig über den Vater oder eine andere Bezugsperson stattfinden. Nach dem erstmaligen Verzehr sollte man keine zu lange Pause bis zum nächsten einlegen, denn ein zu seltener Kontakt kann die Allergiebildung fördern.
- Eine große Bedeutung hat die Pflege der Hautbarriere: Die Hautpflege, insbesondere bei Säuglingen mit trockener oder atopischer Haut, hilft, die Hautbarriere intakt zu halten und den Eintritt von Allergenen über die Haut zu verhindern. Wenn Ihr Säugling also an Neurodermitis leidet, lautet die Devise, bei jedem Wickeln mit Basispflege cremen.
- Einige Studien zeigten, dass die Einnahme langkettiger Omega-3-Fettsäuren (DHA und EPA) in der Schwangerschaft das Allergierisiko der Kinder senken kann.[8]

Die meisten Nahrungsmittelallergien im Kindesalter haben glücklicherweise eine gute Prognose und zeigen eine hohe Rate an spontaner Toleranzentwicklung. Das bedeutet, dass viele Kinder mit Nahrungsmittelallergien im Laufe der Jahre das Nahrungsmittel wieder vertragen werden. Dies gilt besonders für Allergien gegen Milch, Eier und Weizen. Eine regelmäßige Überprüfung beim Allergologen kann helfen, festzustellen, ob eine Wiedereinführung möglich ist.

In manchen Fällen können gezielte orale Toleranz-Induktionsprogramme unter ärztlicher Aufsicht dabei helfen, das Kind schrittweise an das Allergen zu gewöhnen und eine Toleranzentwicklung zu fördern. Vorsicht: Bitte nicht zu Hause ohne ärztliche Aufsicht durchführen!

Das Mikrobiom – wichtig für die Nährstoffaufnahme

Haben wir dem Körper Nährstoffe zugeführt, heißt das noch nicht, dass sie auch aufgenommen und verarbeitet werden. Voraussetzung dafür ist eine intakte Darmflora, das Mikrobiom. Die Forschung zu dem Thema Mikrobiom ist noch jung, und dennoch ist der Begriff inzwischen in aller Munde. Doch was versteht man eigentlich unter dem Begriff Mikrobiom? Das menschliche Mikrobiom ist die Gemeinschaft von Billionen von Mikroorganismen, die zwar insbesondere im Darm leben, aber auch, und das wird oft verkannt, auf unserer Haut und auf den Schleimhäuten von Mund, Rachen, Lunge und Genitaltrakt. Diese Mikroben – hauptsächlich Bakterien, aber auch Pilze und Viren – spielen eine entscheidende Rolle für unsere Gesundheit, indem sie unsere Verdauung unterstützen, unser Immunsystem stärken und sogar unsere Stimmung und unsere Gehirnfunktion beeinflussen.

Unser Mikrobiom ist nicht nur ein passiver Begleiter, sondern ein aktiver Mitspieler in zahlreichen Körperprozessen. Es hilft bei der Verdauung von Nahrungsmitteln, produziert Vitamine (z. B. Vitamin K) und schützt uns vor schädlichen Krankheitserregern (der größte Teil unseres Immunsystems sitzt im Darm). Ein gut ausbalanciertes Mikrobiom (also ein möglichst vielfältiges, diverses Mikrobiom) fördert eine gesunde Darmbarriere, die verhindert, dass schädliche Substanzen in den Blutkreislauf gelangen. Das Gleiche gilt für das Mikrobiom unserer Haut, das sich wie ein Schutzmantel um uns legt.

Ein gestörtes Mikrobiom – auch als Dysbiose bezeichnet – kann heutzutage mit einer Vielzahl von Gesundheitsproblemen in Verbindung gebracht werden, darunter Verdauungsstörungen, Allergien, Asthma, Autoimmunerkrankungen und sogar psychische Erkrankungen wie Angst und Depressionen. Daher ist es essenziell, diese Kleinstlebewesen schon bei unseren Kindern zu hegen und zu pflegen.

Hätten Sie's gewusst? Auch das Mikrobiom in unseren Mündern spielt eine entscheidende Rolle nicht nur für die Zahngesundheit, sondern auch für unsere Darmgesundheit. Achten Sie also auch auf eine gesunde Mundflora durch geringe Zuckerzufuhr, regelmäßiges, gründliches Zähneputzen mit einer möglichst öko-zertifizierten Zahnpasta und regelmäßige zahnärztliche Kontrollen.

Präbiotika

Das A und O für ein gesundes Darmmikrobiom ist eine ballaststoffreiche Ernährung. Besonders die sogenannten präbiotischen Ballaststoffe aus Lebensmitteln wie Vollkornprodukten, Obst, Gemüse, Hülsenfrüchten und Nüssen nähren die gesunden Mikroben und unterstützen die Produktion von kurzkettigen Fettsäuren (wie Butyrat), die entzündungshemmend wirken und die Darmgesundheit fördern.

Wirkung von Prä- und Probiotika

Die beste Wirkung erzielen Prä- und Probiotika oft in Kombination, da die Präbiotika die Probiotika unterstützen und ihnen helfen, sich im Darm anzusiedeln und zu vermehren. Ein ausgewogenes Frühstück mit Joghurt und Haferflocken zum Beispiel kann eine ideale Kombination darstellen, um das Mikrobiom von Kindern zu fördern. Für unsere Mikrobiom-Booster-Rezepte schauen Sie doch mal in unserem Rezeptteil (Seite 84) nach.

Was sind eigentlich Ballaststoffe? Dabei handelt es sich um Pflanzenbestandteile, die am Anfang unserer Verdauung (im Dünndarm) nicht abgebaut werden können und somit in den Dickdarm gelangen, wo sie als Nahrung für die guten Bakterien dienen, zum Beispiel:

- Inulin, Oligofructose in Chicorée, Artischocke, Schwarzwurzel, Lauchgewächsen (Porree, Knoblauch, Zwiebel), Spargel, Kohl
- Galacto-Oligosaccharide (GOS) in Hülsenfrüchten wie Linsen, Kichererbsen
- Pektin in Äpfeln, Birnen, Beeren, Zitrusfrüchten und Quitten
- resistente Stärke in gekochten und erkalteten Nudeln, Kartoffeln oder Reis (auch wieder aufgewärmt); Banane

Tipp Akazienfasern sind geschmacksneutrale wertvolle Ballaststoffe, also Futter für die Darmbakterien. Die feinen Fasern können z. B. ins Müsli oder auch jede andere Mahlzeit gemischt werden und sind auch bei empfindlichem Magen-Darm-Trakt (chronisch entzündlichen Darmerkrankungen, Zöliakie, Reizdarm-Syndrom) gut verträglich.

Probiotika

Probiotische Lebensmittel enthalten lebende Mikroorganismen, die das Mikrobiom direkt unterstützen, indem sie die Vielfalt (Diversität) der Bakterien erhöhen, das Wachstum von nützlichen Bakterien fördern und schädliche Bakterien verdrängen. Fermentierte Lebensmittel wie Joghurt, Kefir, Sauerkraut, Kimchi und Kombucha gehören zu den probiotischen Lebensmitteln, aber auch Sauerteigbrot zählt dazu.

Sporenbasierte Probiotika unterstützen bei Kindern eine stabile Darmflora, stärken das Immunsystem und sind besonders widerstandsfähig gegenüber Magensäure, was ihre Wirksamkeit erhöht.

Tipp Statt teure Probiotika in der Apotheke oder im Internet zu kaufen, stellen Sie doch mal mit Ihrem Kind selbst Joghurt her oder backen Sie zusammen ein Sauerteigbrot. Oder versuchen Sie es mit einem im Supermarkt erhältlichen sogenannten »Brottrunk«, der schmeckt verdünnt mit etwas Apfelsaft gar nicht so schlecht und enthält Unmengen an guten Mikroorganismen.

Vermeidung von übermäßigem Antibiotika-Einsatz

Antibiotika sind zwar wichtig zur Bekämpfung von Infektionen, aber besonders in der Kindheit hinterlässt der Einsatz von Antibiotika tiefe Spuren, weil sie nicht nur die schlechten Bakterien, sondern auch die guten, gesundheitsförderlichen Bakterien unseres Darmes angreifen. Antibiotika sollten unbedingt nur nach ärztlicher Anweisung und bei Bedarf eingenommen werden.

Leider spielt auch der Antibiotikaeinsatz in der Viehzucht eine große Rolle für unsere Umwelt und führt zur Entwicklung resistenter Bakterienstämme. Sogar in Biofleisch werden teilweise resistente Stämme gefunden.

Stressmanagement und ausreichend Schlaf

Chronischer Stress und Schlafmangel können das Mikrobiom negativ beeinflussen. Stress verändert die Darmmotilität und die Sekretion von Verdauungsenzymen, aber auch die Permeabilität (also Durchlässigkeit) unseres Darms und die Vielfalt unseres Mikrobioms. Unser Darm steht in stetiger wechselseitiger Verbindung mit unserem Gehirn, und so können sowohl Störungen des Mikrobioms (sogenannte Dysbiosen) unsere Stimmung beeinflussen (hier wird die Permeabilität der Blut-Hirn-Schranke erhöht und es kommt zu einer gewissen Entzündungsreaktion im Gehirn) als auch umgekehrt.

Regelmäßige Bewegung an der frischen Luft, eine gute Schlafhygiene und viele positive Emotionen tragen daher nicht nur zu einer Ausgeglichenheit in unserem Kopf, sondern auch zu einem ausgeglichenen Darmmikrobiom bei. Was für Sie gilt, gilt natürlich erst recht für Ihr Kind. Vermeiden Sie daher abends noch blaues Licht durch den Konsum von Medien und versuchen Sie, vor dem Schlafen Entspannungsphasen (durch Vorlesen, Geschichtenerzählen oder angeleitete Traumreisen für Kinder) einzubauen.

Vermeidung von übermäßiger Hygiene

Während gute Hygiene wichtig ist, kann eine zu sterile Umgebung das Mikrobiom in seiner Vielfalt beeinträchtigen. Ein gewisses Maß an »Exposition« gegenüber Mikroben, insbesondere im Kindesalter, ist wichtig für die Entwicklung eines gesunden Mikrobioms. Ein gesundes Mittelmaß an »Dreck« ist daher auf jeden Fall sinnvoll. Ihr Kind muss jetzt sicherlich keinen »Dreck« essen, aber es kann ruhigen Gewissens mal von einem Hund abgeschleckt werden oder den auf den Boden gefallenen Schnuller gleich wieder in den Mund stecken.

Ist Nahrungsergänzung bei Kindern nötig?

Eigentlich liefern natürliche Lebensmittel alle Nährstoffe, die Kinder brauchen. Und sie schmecken auch besser als Pillen und Pulver.

Ernährung ist viel mehr als nur eine reine Nährstoffaufnahme. Wenn man einmal alle sozialen und kulturellen Aspekte von Ernährung ausklammert und wirklich nur die physiologische Ernährung betrachtet, so ist Essen trotzdem nicht nur die Aufnahme von Nährstoffen, sondern in der Regel der Verzehr von natürlichen Lebensmitteln, die nicht nur einen einzelnen Nährstoff liefern, sondern ein komplexes Konstrukt aus vielen verschiedenen Bausteinen sind. Ein Lebensmittel kann neben Makronährstoffen aus Vitaminen, Mineralstoffen, sekundären Pflanzenstoffen und vielem mehr bestehen. Die Aufnahme eines Nährstoffs aus einem Lebensmittel ist deswegen auch immer abhängig davon, in welchem Lebensmittel und in welcher Form dieses aufgenommen wird. Und auch das bildet noch nicht ganz die tatsächliche Realität ab, denn selten werden nur einzelne Lebensmittel (wie z. B. mal ein Apfel) gegessen, sondern meistens erfolgt die Nahrungsaufnahme in Form einer Mahlzeit, die wiederum aus einer Kombination von verschiedenen Nahrungsmitteln besteht und deswegen eine Mischung von verschiedensten Produkten und Zubereitungsformen darstellt.

Kann man beim Essen auch zu viele Nährstoffe aufnehmen?

Die Natur regelt's: Eine Überdosierung von Mikronährstoffen durch die »normale« Ernährung mit natürlichen Lebensmitteln ist nahezu unmöglich (abgesehen von wenigen Ausnahmen). Die Konzentrationen an Mikronährstoffen sind in Relation zum Nahrungsmittel vergleichsweise niedrig. Bei der Möglichkeit einer Überdosierung sollte man jedoch zwischen wasserlöslichen und fettlöslichen Vitaminen unterscheiden. Bei einer »zu hohen« Zufuhr von wasserlöslichen Vitaminen werden diese über den Urin wieder ausgeschieden und können somit fast nicht überdosiert werden. Auch Mineralstoffe können bei einer Aufnahme durch die Ernährung selten bis gar nicht überdosiert werden, da der Körper das bedarfsgerecht reguliert. Etwas anders sieht es bei den fettlöslichen Vitaminen aus, da diese auch im Körper (im Fettgewebe) gespeichert werden können. Eine Anreicherung im Körper durch die »normale« Ernährung ist selten, aber wenn sie vorkommt, kann das zu gesundheitlichen Problemen führen. Ein Beispiel hierfür wäre z.B. eine zu große Aufnahme von Vitamin A durch einen täglichen Verzehr von Leber von mehreren Kilogramm, die zu Kopfschmerzen, Schwindel und Übelkeit mit Erbrechen führen kann.

Nahrungsergänzungsmittel: Wann sind sie sinnvoll?

Nahrungsergänzungsmittel hingegen sind hochkonzentrierte Präparate, die einzelne (oder eine Kombination aus) Nährstoffe(n) enthalten und ergänzend zur Ernährung eingenommen werden können. Sie liegen entweder als Einzelsupplemente (z.B. Vitamin-D-Tabletten) oder als Kombipräparate (z.B. Präparat mit allen B-Vitaminen) vor. Grund für die Einnahme von Nahrungsergänzungsmitteln sollte ein nachgewiesener Nährstoffmangel, vorliegende Risiken für einen Mangel oder spezifische Mangelsymptome sein. Eine Überdosierung von Mikronährstoffen mit der Einnahme von Nahrungsergänzungsmitteln ist – im Gegensatz zum Risiko einer zu hohen Zufuhr durch die natürliche Ernährung – viel leichter möglich, weil die Nährstoffe hier in unnatürlich hoher Konzentration und isolierter Form vorliegen. Die Einnahme sollte daher immer nach individueller Betrachtung, in geeigneter Dosierung und nur bei nachgewiesenem Mangel erfolgen. Auch hierbei ist das Risiko einer Überdosierung für die fettlöslichen Vitamine höher als bei den wasserlöslichen. In seltenen Fällen kann es aber auch z.B. bei der Einnahme zu großer Mengen eines wasserlöslichen Vitamins, wie z.B. eines Vitamin-C-Supplements, zu Beschwerden wie etwa

Unterschiede in der Nährstoffaufnahme zwischen Ernährung und Nahrungsergänzungsmitteln im Überblick

	Ernährung	**Nahrungsergänzungsmittel**
Nährstoffquellen	natürliche Lebensmittel (z.B. ein Apfel oder eine ganze Mahlzeit)	hochkonzentrierte Präparate (Einzel- oder Kombipräparate)
Begleitstoffe	Makronährstoffe, Ballaststoffe, sekundäre Pflanzenstoffe	isolierter Nährstoff Kapselhülle z.B. aus Gelatine, Zellulose oder HPMC Füllstoffe wie Laktose, Xylit, Sorbit, Erythrit
Aufnahmeform	natürlicher und physiologischer Aufnahmemechanismus über die Ernährung	schnell verfügbarer Nährstoff in (teils zu) großen Mengen, teilweise unnatürlich kombiniert
Risiko einer Überdosierung	sehr gering bis unmöglich	höheres Risiko, insbesondere bei fettlöslichen (speicherfähigen) Nährstoffen (z.B. bei Vitamin A, D, E, K)

Durchfall kommen. Auch die Überdosierung von Mineralstoffen durch die regelmäßige Einnahme von zu hoch dosierten Nahrungsergänzungsmitteln kann gerade bei Kindern schnell zu negativen Folgen führen, wie z. B. bei Eisenpräparaten. Eisen lagert sich bei zu hoher Dosierung in der Leber ab und kann hier auf Dauer Leberschäden bewirken.

Die Nährstoffdichte – ein wichtiger Faktor

Um den Nährstoffbedarf ausreichend über die Ernährung decken zu können, lohnt es sich, bei der Auswahl der Lebensmittel grundsätzlich auf die Nährstoffdichte von Lebensmitteln zu achten. Die Nährstoffdichte eines Nahrungsmittels wird als die Menge eines Nährstoffes in einem Lebensmittel im Verhältnis zur Energiedichte des Lebensmittels definiert. Einfach gesagt: Sie beschreibt, wie viele Nährstoffe ein Lebensmittel im Verhältnis zu seiner Kalorienmenge liefert. In einem Lebensmittel mit hoher Nährstoffdichte sind die Nährstoffe auf einen geringeren Energiegehalt also einfach »dichter gepackt«. Beim Verzehr des Lebensmittels werden somit weniger Energie (Kalorien) bei gleicher Nährstoffmenge aufgenommen. (Umgekehrt geht es natürlich genauso: Es können zwei Lebensmittel den gleichen Energiegehalt haben, wobei das eine Lebensmittel mehr Nährstoffe enthält als das andere und somit nährstoffdichter ist.)

Beispiele für Lebensmittel mit hoher Nährstoffdichte sind Vollkornprodukte, Obst und Gemüse, und für Lebensmittel mit niedriger Nährstoffdichte Süßigkeiten, zuckerhaltige Getränke und Weißbrot.

Unterschiedliche Nährstoffdichte, ähnlicher Energiegehalt – zwei Snacks im Vergleich

Snack	1 Handvoll Mandeln 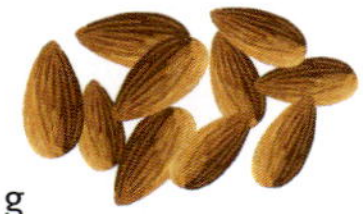 ca. 30 g	1 Schokoriegel 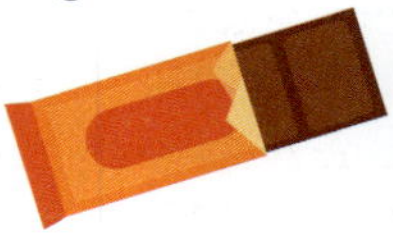 ca. 30 g
Energiegehalt (kcal)	170 kcal	160 kcal
Nährstoffe	Magnesium, Vitamin E, gesunde Fettsäuren	viel Zucker, viel ungesunde Fettsäuren, kaum Mikronährstoffe
Nährstoffdichte	hoch	niedrig

Da der menschliche Energiebedarf (gemessen in kcal) in Industrieländern wie Deutschland abgenommen hat, der Bedarf an Mikronährstoffen wie z. B. Vitaminen jedoch gleich bleibt, sollten bevorzugt nährstoffdichte Nahrungsmittel verzehrt werden, um nicht zu viel Energie aufzunehmen (und der Gefahr von Übergewicht vorzubeugen!).

Prinzip »Gießkanne« oder Einzelsupplementation?

Heutzutage gibt es eine große Auswahl an Nahrungsergänzungsmitteln. Darunter auch solche, die von A–Z alles bieten. Das scheint praktisch, aber ist das auch gut? Wir machen es kurz: Wir favorisieren immer einen symptomorientierten, individuellen und gezielten Einsatz von Nährstoffen aus Nahrungsergänzungsmitteln bei einem fachlich fundierten diagnostizierten Nährstoffmangel. Ein Nahrungsergänzungsmittel, das für jeden angeboten wird, kann nicht bedarfsorientiert sein, da jedes einzelne Kind andere Versorgungslücken oder -engpässe hat.

Einerseits kann aus unserer Sicht ein Multivitaminpräparat nach dem Gießkannenprinzip zum Trugschluss führen, dass die Ernährung eine untergeordnete Rolle spielt, solange man die Nährstoffe sowieso über das Präparat zuführt. Andererseits gibt es bei den Multivitaminpräparaten immer »Nährstoff-Gegenspieler«, die sich gegenseitig in der Aufnahme aus dem Darm ausbremsen (mehr dazu im Kapitel »Tipps und Tricks für eine bessere Nährstoffaufnahme«, Seite 33). Am Ende weiß man so nie, was wirklich ankommt, und zahlt dafür noch teures Geld. Auch kann ein breiter Einsatz zu Überdosierungen einzelner Nährstoffe führen.

Idealerweise wird die Ernährung in einer qualifizierten Beratung besprochen, ergänzt und auf mögliche Versorgungslücken hin überprüft. Dies muss im Kindesalter nicht immer mit einer Labordiagnostik erfolgen, bei einem langfristigen Einsatz mit gezielter Nährstofftherapie empfehlen wir aber, den Zustand während oder nach einer Supplementierung zu überprüfen.

Die Reise der Nährstoffe durch den Körper

Die Aufnahme von Nährstoffen über den Darm in den Körper ist ein hochkomplexer und effizienter Prozess, der eine Vielzahl von Mechanismen und Zellen involviert. Vom ersten Zerkleinern der Nahrung im Mund bis hin zur Absorption und Verteilung der Nährstoffe in die Blut- und Lymphbahnen erfolgt jeder Schritt in perfekter Harmonie, um sicherzustellen, dass der Körper die benötigten Nährstoffe erhält.

Da der Dünndarm den zentralen Ort der Nährstoffaufnahme darstellt, konzentrieren wir uns hier auf diesen Darmabschnitt. Der Dünndarm ist in 3 Abschnitte unterteilt: Zwölffingerdarm, Leerdarm und Krummdarm. Der größte Teil der Nährstoffaufnahme erfolgt im Krummdarm (Ileum), der letzten Region des Dünndarms.

Die Rolle der Darmzellen

Die Zellen des Dünndarms, die sogenannten Enterozyten, sind für die Aufnahme von Nährstoffen verantwortlich. Die Darmzellen haben mikroskopisch kleine Ausstülpungen, die als Zotten bezeichnet werden. Diese Zotten vergrößern die Oberfläche des Darms erheblich (unser Darm ist ausgebreitet etwa so

Die Reise der Nährstoffe durch den Körper

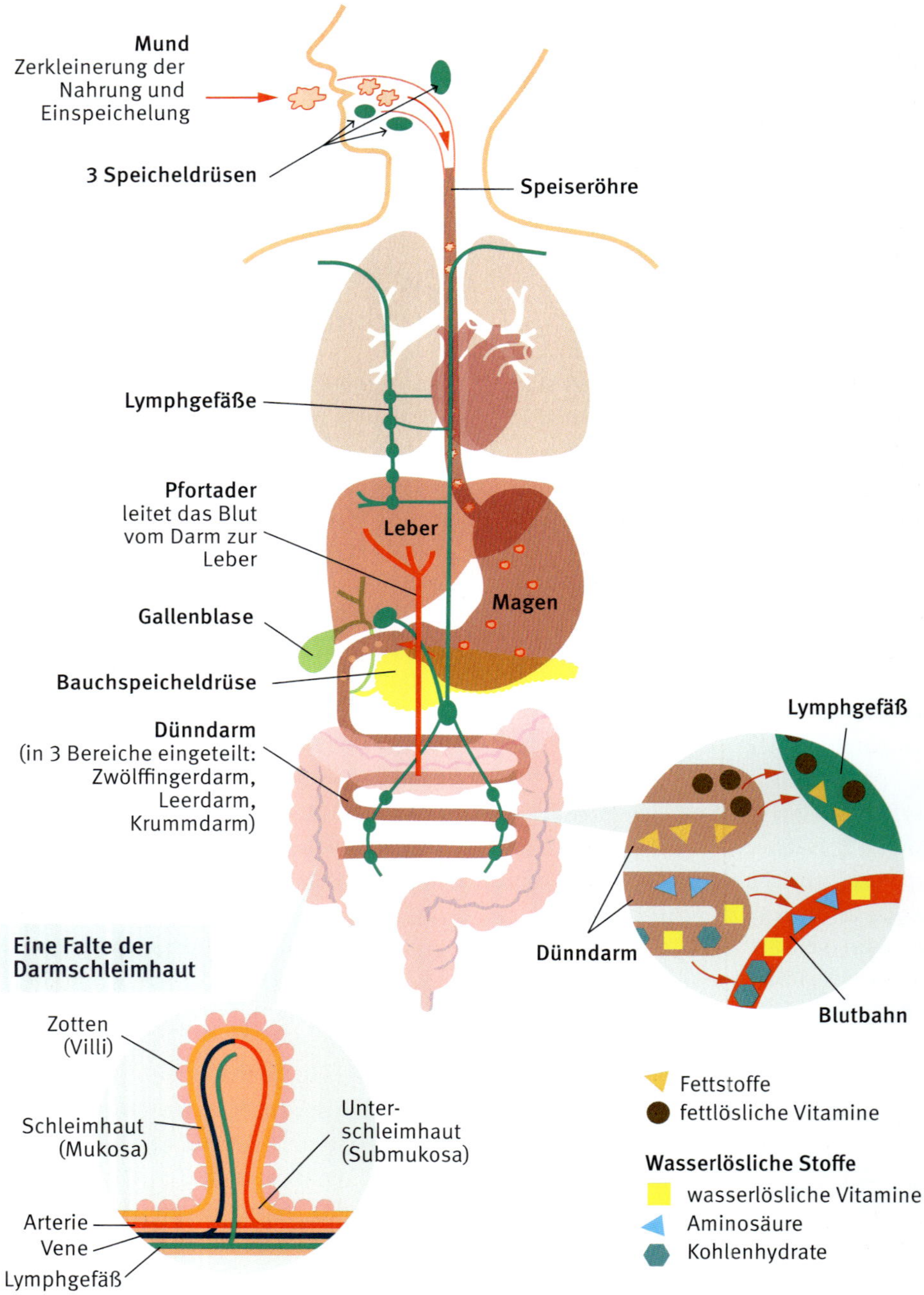

groß wie ein Fußballfeld) und ermöglichen eine effiziente Aufnahme der Nährstoffe. Die Zellen haben jeweils spezielle Transportproteine, die für die Aufnahme von Nährstoffen wie Aminosäuren, Zucker und Fettsäuren verantwortlich sind.

Ein Teil der Nährstoffe wird durch aktive Transportmechanismen in die Zellen aufgenommen, was Energie benötigt, während andere durch passive Diffusion aufgenommen werden, bei der Nährstoffe entlang eines Konzentrationsgefälles in die Zellen strömen.

Vom Darm ins Blut: Transport und Verteilung

Nach der Aufnahme der Nährstoffe in die Darmzellen gelangen sie entweder direkt in die Blutbahn oder in die Lymphbahn, je nach Nährstoffart:

- Fette und fettlösliche Vitamine gelangen zunächst in die Lymphbahnen, die sie zu größeren Lymphknoten führen, bevor sie in den Blutkreislauf übertreten.
- Wasserlösliche Nährstoffe wie Kohlenhydrate, Aminosäuren und wasserlösliche Vitamine gelangen direkt in die Blutkapillaren der Darmwand, von wo aus sie über die Pfortader (eine Vene, die sauerstoffarmes und nährstoffreiches Blut transportiert) zur Leber transportiert werden. In der Leber erfolgt eine erste Verarbeitung und dann die Verteilung an den restlichen Körper.
- Elektrolyte (also Salze) und Wasser werden direkt in die Blutbahn aufgenommen und tragen zur Aufrechterhaltung des Flüssigkeits- und Elektrolytgleichgewichts im Körper bei.

Tipps und Tricks für eine bessere Nährstoffaufnahme

Fermentieren, einweichen, keimen

Leider sind oftmals Nährstoffe aus Pflanzen für unseren Körper schwieriger aufzunehmen als aus tierischen Quellen, man spricht von einer geringeren Bioverfügbarkeit. Ein Grund dafür ist z. B. die in pflanzlichen Lebensmitteln wie in Getreide, Hülsenfrüchten oder Nüssen vorkommende Phytinsäure, die provokant gesagt auch als »Anti-Nährstoff« bezeichnet werden kann, da sie die Aufnahme von Mineralstoffen wie Eisen, Magnesium, Zink und Calcium hemmen kann.

Hätten Sie's gewusst? Hülsenfrüchte enthalten das Enzym Phytase, das die Phytinsäure abbauen kann. Das Enzym wird durch Einweichen, Keimen und Fermentieren aktiviert.

Auf die richtige Zusammenstellung kommt es an

Die Sicherung der Aufnahme von Nährstoffen aus der Nahrung und deren Bestandteilen hängt von verschiedenen Faktoren ab. Die Zubereitungsart von Mahlzeiten (mehr dazu im Kapitel »So bleiben die Nährstoffe in den Vorräten erhalten«, Seite 80) oder auch Wechselwirkungen zwischen einzelnen Nährstoffen können die Aufnahmekapazität stark beeinflussen. Hierbei gibt es sowohl Kombinationen von Nährstoffen, die zu einer gesteigerten Aufnahme führen können, als auch Wechselwirkungen, welche die Aufnahme hemmen. Im Folgenden sind einige Tipps und Empfehlungen zusammengefasst, die Sie berücksichtigen können, um bei der Zubereitung oder dem Verzehr die bestmöglichen Aufnahmebedingungen zu schaffen.

Nährstoffkombinationen, die eine Nährstoffaufnahme verbessern

Grundsätzlich empfiehlt es sich, Mineralstoffe, fettlösliche Vitamine und Omega-3-Fettsäure zusammen mit einer richtigen Mahlzeit einzunehmen, z. B. zum Frühstück, da sie gemeinsam mit Fett in der Nahrung besser aufgenommen werden. Bei vielen Vitaminen und Mineralstoffen können kleine »Hacks«, eine geschickte Kombination, helfen, die Aufnahme deutlich zu verbessern:

Eisen + Vitamin C: Vitamin C (und andere Säuren, wie z. B. Zitronensäure) verbessert die Eisenaufnahme, indem es die Umwandlung von pflanzlichem (nicht-hämischem) dreiwertigem Eisen in eine für den Mensch besser verwertbare Form (zweiwertiges Eisen) unterstützt. Geeignete Kombinationen sind:

- Linsen (Eisen) mit einem Spritzer Zitronensaft (Vitamin C)
- Haferflocken (Eisen) mit frischen Beeren oder Orangensaft (Vitamin C)

Magnesium und Vitamin B_6 (Folsäure): Vitamin B_6 verbessert die Verwertung von Magnesium, indem es an verschiedenen enzymatischen Stoffwechselprozessen beteiligt ist. Geeignete Kombinationen sind:

Die Speicherfähigkeit von Nährstoffen im Körper

Nährstoff	Speicherfähigkeit/-dauer (Speicherort)	notwendige Zufuhr
Vitamin A	Monate (Leber)	nicht täglich bei ausreichender Grundversorgung
B-Vitamine B_1, B_2, B_3, B_6, B_7, B_9	keine bis geringe Speicherung	tägliche Zufuhr empfehlenswert
B_{12}	3–5 Jahre (Leber)	keine kontinuierliche Zufuhr notwendig
Vitamin C	keine	tägliche Zufuhr empfehlenswert
Vitamin D	2–3 Monate (Fett- und Muskelgewebe)	regelmäßige Zufuhr empfehlenswert
Vitamin K	Tage bis Wochen (Leber- und Fettgewebe)	regelmäßige Zufuhr empfehlenswert
Calcium	langfristige Speicherung (Knochen)	tägliche Zufuhr empfehlenswert zur Verhinderung von Knochenabbau
Eisen	Wochen bis Monate (Leber, Milz, Knochenmark)	regelmäßige Zufuhr empfehlenswert
Jod	geringe Speicherung (Schilddrüse)	tägliche Zufuhr empfehlenswert
Magnesium	mehrere Wochen (50 % in Knochen, 50 % im Weichteilgewebe)	regelmäßige Zufuhr empfehlenswert
Omega-3-Fettsäuren	keine langfristige Speicherung	tägliche Zufuhr empfehlenswert
Selen	Wochen (in Muskelgewebe)	regelmäßige Zufuhr empfehlenswert
Zink	keine Speicherung möglich	tägliche Zufuhr empfehlenswert

- Vollkornreis (Magnesium) mit Hühnchen (Vitamin B_6)
- Nüsse mit Kartoffeln und Hülsenfrüchten

Zink + tierisches Eiweiß: Zink aus pflanzlichen Quellen wird schlechter aufgenommen als aus tierischen Quellen. Tierische Eiweißquellen unterstützen die Zinkaufnahme im Darm. Ideale Zinklieferanten sind:

- Rindfleisch, Eier oder Meeresfrüchte oder
- für vegetarisch lebende Menschen die Kombination aus Quinoa oder Kürbiskernen mit fermentierten Produkten wie Sauerteigbrot

Omega-3-Fettsäure + Vitamin D: Vitamin D ist ein fettlösliches Vitamin. Durch den Einbau von Omega-3 als ungesättigte Fettsäure in die Zellwände des Darms (Lipidmembranen) und die Transportproteine (Lipoproteine) wird die Aufnahme von Vitamin D verbessert.

Falls eine Substitution von Vitamin D erfolgt (empfohlen zwischen 0–2 Jahren, inzwischen auch sogar in den Wintermonaten bis zum 18. Lebensjahr), kombinieren Sie diese mit der Einnahme von etwas Leinöl (gut in den Babybrei oder auch in die Trinkflasche zu mischen) oder mit etwas Algenöl.

Vitamin K_2 + Vitamin D: Beide Vitamine wirken synergistisch auf den Knochenstoffwechsel. Vitamin K_2 sorgt dafür, dass das Calcium, welches durch Vitamin D_3 mobilisiert wurde, an den richtigen Stellen im Körper abgelagert wird, hauptsächlich in den Knochen und den Zähnen, und verhindert, dass es sich fälschlicherweise in Blutgefäßen und weichen Geweben ablagert. Tipp: Verzehren Sie besonders in den Wintermonaten parallel zur Vitamin-D-Substitution etwas gereifteren Käse wie Gouda oder Emmentaler oder alternativ Kefir oder Joghurt und bei veganer Ernährung z. B. Natto (japanische fermentierte Sojabohnen; kleine Mengen genügen, ein Vitamin K_2-Mangel ist hierzulande wirklich selten).

Vitamin D + Calcium: Vitamin D fördert die Calcium-Aufnahme in unseren Darmzellen (den Enterozyten) und den Einbau von Calcium in die Knochen. Ohne Vitamin D wird Calcium deutlich schlechter verwertet. Am besten

- kombinieren Sie z. B. fettreichen Fisch (z. B. Lachs) mit Brokkoli oder Milchprodukten,
- verbinden Sie in den Sommermonaten etwas Sonnenexposition der Haut für die Vitamin-D-Produktion mit einem calciumreichen Frühstück (z. B. Müsli mit Joghurt und/oder Mandeln).

Zink + Vitamin A: Zink sichert den Weitertransport von Vitamin A im Blut, da es an der Bildung des Transportproteins beteiligt ist. Kombinieren Sie z. B.

- Kürbiskerne mit Camembert oder
- ein kleines Stück Leber mit Süßkartoffeln (z. B. als Püree).

Vitamin C + Vitamin E: Vitamin C fördert die Regeneration von Vitamin E. Somit steht es schneller wieder für weitere antioxidative Prozesse zur Verfügung. Kombinieren Sie Vitamin-C-haltige Speisen oder auch Smoothies mit etwas Weizenkeimöl (dieses sollte nicht zu stark erhitzt werden, eignet sich nicht so sehr zum Braten, wohl aber zum schonenden Garen).

Eisen + Vitamin B_2: Vitamin B_2 unterstützt die Umwandlung von dreiwertigem (pflanzlichen) Eisen in die leichter resorbierbare zweiwertige Eisenform und hilft so-

Nicht zu sehr am Öl sparen

Auch bei der fettfreien Zubereitung, etwa von Gemüse beim Dampfgaren, Dünsten oder Kochen, oder beim Verzehr von Gemüsesäften oder Smoothies, empfiehlt es sich, immer einen Teelöffel pflanzliches Öl beizumengen, damit die Aufnahme der enthaltenen fettlöslichen Vitamine (A, D, E, K) gewährleistet ist. Geben Sie etwa in ein Karottengericht oder in Karottensaft 1 EL pflanzliches Öl.

mit bei der Aufnahme im Darm. Außerdem hilft Vitamin B_2 bei der Bildung unseres roten Blutfarbstoffes (des Hämoglobins), das zusammen mit Eisen für den Transport von Sauerstoff in unserem Körper dient. Tipps:

- Kombinieren Sie z. B. in einem leckeren Granola Haferflocken mit Mandeln (etwa im »Schoko-Kirsch-Granola«, Seite 117).
- Leber (möglichst bio-zertifiziert) enthält sowohl Eisen als auch Vitamin B_2, ist also ideal für die Blutbildung (ein kleines Stück Leber deckt den Tagesbedarf bei Ihrem Kind).

Folsäure + Vitamin B12: Beide Stoffe wirken synergistisch bei der Bildung unserer roten Blutkörperchen, bei der Unterstützung der Nervenfunktion und bei verschiedenen anderen Stoffwechselprozessen (senken z. B. den Homocysteinspiegel). Wir geben daher folgende Empfehlungen:

- Sollten Sie oder Ihr Kind sich vegan ernähren, denken Sie neben der Einnahme von Vitamin-B_{12}-Präparaten auch an eine regelmäßige Zufuhr von Folsäure etwa durch Linsen oder Kichererbsen.
- Kombinieren Sie bei vegetarischer oder omnivorer Ernährung Bohnen (Folsäure) mit Ei (Vitamin B_{12}).

Nährstoffkombinationen, die die Nährstoffaufnahme hemmen

Natrium-Selenit (Selen) + Vitamin C: Die anorganische Form Natrium-Selenit von Selen kommt in Nahrungsergänzungsmitteln vor und sollte nicht mit Vitamin C kombiniert werden. Das Vitamin C sorgt für eine chemische Umwandlung von Natrium-Selenit in eine für den Körper nicht verwertbare Form. Diese Hemmung trifft nicht für das natürlicherweise in Nahrungsmitteln vorkommende Selen (Selenmethionin) zu. Tipp: Nahrungsergänzungsmittel mit Natrium-Selenit nicht mit einem Glas Orangensaft (Vitamin C) einnehmen.

Folsäure + Zink: Zwischen diesen beiden Nährstoffen besteht ein schwieriges Verhältnis. Sie können nämlich nicht ohne einander, aber auch nur bedingt miteinander. Hohe Dosierungen von Folsäure hemmen die Zinkaufnahme, während moderate Mengen an Folsäure die Zinkaufnahme verbessern. Tipp: Eine ausgewogene Mahlzeit wie z. B. ein Linsensalat mit Kichererbsen (am besten gekeimte Kichererbsen), Spinat, Walnüssen und Fetakäse enthält beide Nährstoffe in geeigneten Mengen, die sich nicht gegenseitig hemmen.

Eisen + Mineralstoffe (Calcium, Zink, Magnesium): Die gleichzeitige Einnahme von Eisen und anderen Mineralstoffen ist nicht empfehlenswert, da sie um die gleiche Bindungsstelle bei der Aufnahme über den Darm konkurrieren. Daher lieber

- Eisen (oder eisenreiche Lebensmittel) möglichst nicht zusammen mit Milchprodukten verzehren,
- zu einer eisenreichen Mahlzeit keinen Kaffee oder schwarzen Tee trinken. Die enthaltenen Tannine hemmen die Eisenaufnahme!

Magnesium + Calcium: Auch diese beiden Mineralstoffe konkurrieren um den gleichen Aufnahmemechanismus im Darm und hemmen somit gegenseitig die Aufnahme.

In einigen Multivitaminpräparaten werden die beiden Mineralstoffe gemeinsam verabreicht. Es müssen durch die gegenseitige Hemmung dann weitaus höhere Mengen verzehrt werden, damit eine angemessene Aufnahme erreicht werden kann.

Oxalsäure + Eisen, Zink, Magnesium: Oxalsäure, die in vielen pflanzlichen Lebensmitteln vorkommt, setzt die Bioverfügbarkeit von Eisen, Zink oder Magnesium herab. Sie verbindet sich mit bestimmten Mineralstoffen zu unlöslichen Komplexen, die dann vom Körper nicht mehr aufgenommen werden können und unverdaut wieder ausgeschieden werden. Oxalsäure kommt z. B. in Mangold, Roter Bete, Spinat, Rhabarber vor. Tipp: Einweichen, Kochen oder Fermentieren können den Gehalt von Oxalsäure in Lebensmitteln und Gerichten reduzieren.

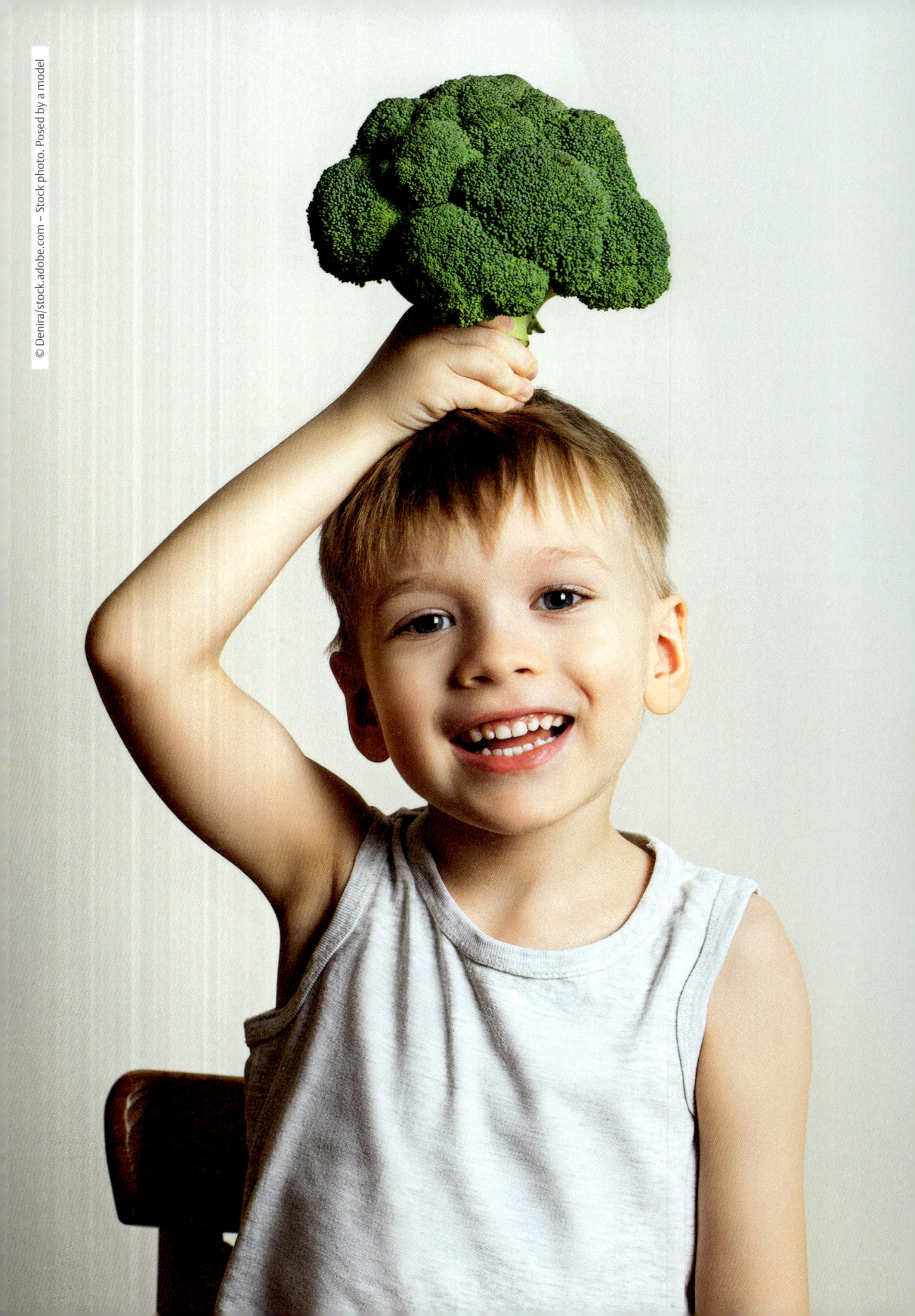

Das ABC der Nährstoffe

Hier erhalten Sie einen Überblick über die wichtigsten Mikronährstoffe und erfahren, wofür sie wichtig sind, wie sich ein Mangel äußert und worin sie enthalten sind.

Von Vitaminen bis Fettsäuren: die wichtigsten Mikronährstoffe

Wie Sie bereits im Kapitel »Welche Bedeutung haben Nährstoffe überhaupt?« (Seite 17) erfahren haben, lassen sich die wichtigsten Mikronährstoffe grob in die Gruppen der Vitamine, Fettsäuren und Mineralstoffe unterteilen. Wir listen sie im Folgenden in alphabetischer Reihenfolge auf, damit Sie einfacher nachschlagen können – angefangen mit den Vitaminen von A bis K, bis zu den Mineralstoffen von Calcium bis Zink.[9] Sie finden Informationen dazu, wofür der jeweilige Nährstoff wichtig ist, woran man einen Mangel erkennen kann, in welchen Lebensmitteln er enthalten ist und welche sich besonders für Kinder eignen. Um die verschiedenen Ernährungsformen zu berücksichtigen, nennen wir dafür besonders geeignete Lebensmittel und kennzeichnen sie für eine bessere Übersicht mit folgenden Symbolen:

Dieses Symbol 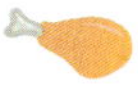 steht für die omnivore,

dieses 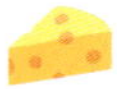 für die vegetarische und

dieses 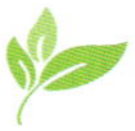 für die vegane Ernährung.

Vitamin A (Retinol): essenziell für die Sehkraft Ihres Kindes

Superquelle: Karotten

Wofür ist der Nährstoff wichtig?

Vitamin A gehört wie die Vitamine D, E und K zu den essenziellen fettlöslichen Vitaminen und muss mit der Nahrung zugeführt werden. Es ist entscheidend für die Sehkraft Ihres Kindes, da es Bestandteil unseres Sehfarbstoffes ist. Vitamin A ist auch für unsere anderen Sinnesorgane wichtig: Geschmacks-

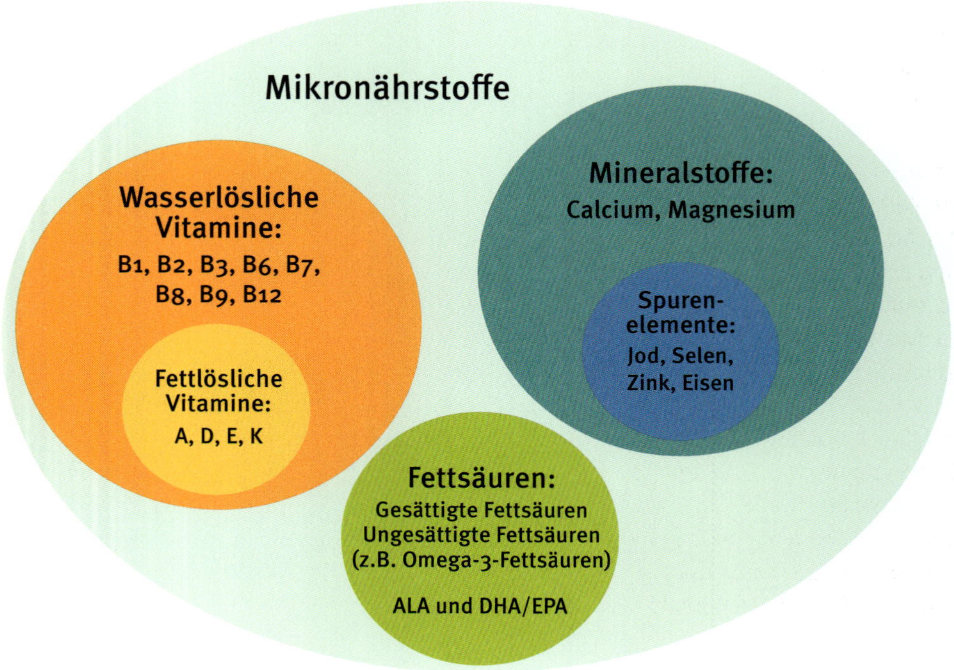

und Geruchssinn und das Hören funktionieren nur mit Vitamin A.

Es fördert außerdem schon im Mutterleib die Zelldifferenzierung und Organentwicklung von Lunge, Darm und Leber. Schwangere* und Stillende haben daher einen erhöhten Bedarf, damit das Kind ausreichend versorgt wird. Ebenso lässt sich mit der Unreife der Leber im 1. Lebensjahr ein vergleichsweise hoher Vitamin-A-Bedarf von Säuglingen und insbesondere bei Frühchen (hier reifen ja auch noch Lunge und Darm nach) erklären.

*Bitte beachten: Da zu hohe Dosen Vitamin A in der Schwangerschaft zu Fehlbildungen führen können, sollte ein Mangel am besten bereits vor einer Schwangerschaft ausgeglichen werden!

Vitamin A hält unsere Haut und Schleimhäute geschmeidig, deshalb spielt es in der Hautpflege eine Rolle. Bei Jugendlichen ist es außerdem ein gängiges Mittel zur Aknebehandlung.

Der Körper kann Vitamin A über einen längeren Zeitraum hinweg speichern, hauptsächlich in der Leber und in Fettgeweben, sodass er bei Bedarf auf diese Vorräte zurückgreifen kann. Diese Fähigkeit hilft, den Bedarf an Vitamin A auch in Phasen mit geringer Aufnahme zu decken.

Hätten Sie's gewusst? Vitamin A gruppiert mehrere chemische Verbindungen mit Vitamin-A-Wirkung. Die zentrale Wirkform ist Retinol. Verschiedene Pflanzenfarbstoffe, die Provitamin-A-Carotinoide, können im Körper zu Vitamin A umgewandelt werden, am wichtigsten ist dabei das Beta-Carotin. Die Bioverfügbarkeit der verschiedenen Vitamin-A-Verbindungen wie auch die Umwandlungsraten der Provitamin-A-Carotinoide in Retinol sind unterschiedlich. Das Retinol-Aktivitätsäquivalent (RAE) berücksichtigt diese Unterschiede.

Wie äußert sich ein Vitamin-A-Mangel?

In Entwicklungsländern ist ein Vitamin-A-Mangel die häufigste Ursache für eine Erblindung im Kindesalter. So einen schwerwiegenden Mangel sehen wir in Deutschland glücklicherweise fast nie. Aber eine Nachtblindheit könnte durchaus ein Warnsymptom im Kindesalter sein.

Ebenso sehen Augenärzte nicht selten bei Kindern sehr trockene Augen, die dann auch deutlich anfälliger für Augenentzündungen wie eine Bindehautentzündung sind. Es kann also ratsam sein, bei trockenen, juckenden Augen mit Infektneigung eine großzügige Vitamin-A-Zufuhr anzustreben.

Unsere Top 5 der Vitamin-A-reichen Lebensmittel für Kinder

- Karotten
- Kalbsleberwurst
- Süßkartoffel
- getrocknete Aprikosen
- Eier

Der Bedarf für ein 4- bis 7-jähriges Kind liegt bei 350 µg Vitamin A (= Retinol) pro Tag. Darüber können Sie den Tagesbedarf Ihres Kindes decken (siehe nächste Seite):

Omnivore Ernährung:
- etwa ½ TL Kalbsleberwurst

Ovo-lacto-vegetarische Ernährung:
- ca. 1 Ei (vor allem im Eigelb steckt Vitamin A) und ½ Karotte

Vegane Ernährung:
- 1 Scheibe oder etwa 5 Würfel Süßkartoffel oder
- 1 kleine Karotte oder
- 1 getrocknete Aprikose

Worin ist es noch enthalten?

Der höchste Gehalt an Vitamin A ist in tierischen Produkten wie Leber und Innereien und den daraus hergestellten Produkten wie Leberwurst zu finden. Ebenfalls gute Quellen sind Eier und Milchprodukte – falls Ihr Kind Camembert liebt, haben Sie Glück. Diese tierischen Quellen enthalten direkt das Vitamin A (ummantelt von genügend Fett zur Aufnahme).

Die wichtigsten pflanzlichen Quellen für Vitamin A sind orange wie der Farbstoff Beta-Carotin: Süßkartoffeln, Karotten, Kürbis, Honigmelone und Mango. Diese pflanzlichen Quellen enthalten aber nur Vorstufen des Vitamin A, die Provitamin-A-Carotinoide, die noch zu Vitamin A umgewandelt werden müssen. Besonders viel des bedeutendsten Beta-Carotin kommt z. B. in Karotten, Kürbis oder Süßkartoffeln vor. Zu den aus pflanzlichem Ursprung gewonnenen Vorstufen sollte wegen der Fettlöslichkeit ca. 1 TL Pflanzenöl dazugegeben werden.

Merke Aufgrund dieser im Vergleich schlechteren Bioverfügbarkeit aus pflanzlichem Ursprung gehört Vitamin A zu den potenziell kritischen Nährstoffen bei veganer und pflanzenbasierter Ernährung! Siehe dazu auch die Tabelle »Potenziell kritische Nährstoffe bei verschiedenen Ernährungsformen« (Seite 15).

Hätten Sie's gewusst? Eine Überdosierung (bzw. eine Vergiftung) mit Vitamin A kann nur mit tierischem Vitamin A passieren. Überschüssiges Vitamin A kann vom Körper kaum abgebaut werden und es reichert sich in der Leber an. Die pflanzliche Vitamin-A-Vorstufe Beta-Carotin wird dagegen nur bei Bedarf in Vitamin A umgewandelt.

Eine Vergiftung mit Vitamin A kann akut zu Erbrechen, Kopfschmerzen oder Verschwommensehen, chronisch dann zu Leberschäden führen. Besonders schwangere Frauen dürfen Retinol nicht überdosieren, es kann zu Fehlbildungen beim ungeborenen Kind kommen.

Vitamin B_1: essenziell für das Nervensystem Ihres Kindes

Superquelle: Sonnenblumenkerne

Vitamin B_1, auch bekannt als Thiamin, ist ein wasserlösliches Vitamin, das eine entscheidende Rolle im Stoffwechsel von Kohlenhydraten und im Nervensystem spielt.

Wofür ist der Nährstoff wichtig?

Thiamin ist, wie viele der B-Vitamine, ein Tausendsassa: Es hilft, Kohlenhydrate in Energie umzuwandeln, die der Körper für verschiedene Funktionen benötigt, zum Beispiel für unsere Gehirnfunktion. Es unterstützt zudem die Gesundheit des Nervensystems, indem es zur Synthese von Neurotransmittern

B-Vitamine

B-Vitamine sind eine Gruppe von acht wasserlöslichen Vitaminen, die eine entscheidende Rolle im Stoffwechsel des Körpers spielen. Jedes B-Vitamin hat dabei spezifische Aufgaben und trägt zur Energieproduktion, zur Zellgesundheit und zur Funktion des Nervensystems bei. Ein Mangel an B-Vitaminen führt in erster Linie zu neurologischen Auffälligkeiten. Im Folgenden seien die sieben B-Vitamine, die wir für die Entwicklung Ihres Kindes am wichtigsten halten, herausgegriffen. Das sind die Vitamine B_1, B_2, B_3, B_6, B_7 (= Biotin), B_9 (= Folsäure) und B_{12} (=Holotranscobalamin).

Da wir nur begrenzte Mengen B-Vitamine speichern können, müssen wir sie regelmäßig zu uns nehmen. Hierfür ist eine gute Darm- und Leberfunktion essenziell, daher denken Sie immer daran, diese beiden wertvollen Organe bei Ihrem Kind zu hegen und zu pflegen. Bauen Sie daher gerne mal Löwenzahn, als Tee oder auch gebacken im Teigmantel, und Nahrungsmittel wie Artischocken, gelbe und schwarze Rüben, Kreuzblütler (z. B. Brokkoli, Rosenkohl) und Knoblauch in den Ernährungsplan ein. Diese sind hervorragende Unterstützer unserer Leberfunktion.

(also Botenstoffen im Gehirn) beiträgt. In einer Studie an älteren Erwachsenen wurde festgestellt, dass die kognitive Funktion sich unter Einnahme von Vitamin B_1 deutlich verbesserte.[10] Leider gibt es keine vergleichbaren Studien für Kinder, es liegt jedoch nahe, dass sich eine gute Vitamin-B_1-Versorgung auch auf die kognitive Leistungsfähigkeit unserer Zöglinge auswirkt.

Ein erhöhter Thiaminbedarf entsteht vor allem in Wachstumsphasen, in der Schwangerschaft, bei körperlicher Belastung, in stressigen Lebenssituationen, bei fieberhaften Infekten und bei chronischen Darmerkrankungen wie Zöliakie oder Morbus Crohn. Wenn Ihr Kind viel Sport treibt, ja sogar Leistungssport (betrifft natürlich eher ältere Kinder), kann der Thiaminbedarf zudem deutlich erhöht sein.

Wie äußert sich ein Vitamin-B_1-Mangel?

Ein Mangel an Thiamin führt bei Kindern nicht selten zu Müdigkeit, Reizbarkeit, Gedächtnisstörungen und eventuell Schlafstörungen. Bei unspezifischen Symptomen im Wachstumsalter also auch einmal an einen Nährstoffmangel denken!

Unsere Top 5 der Vitamin-B_1-reichen Lebensmittel

- Sonnenblumenkerne
- Sesam
- Vollkornweizen
- Weizenkeime
- Lammfleisch

Der Bedarf für ein 4- bis 7-jähriges Kind liegt im Minimum bei 0,7 mg Vitamin B_1 pro Tag. Darüber können Sie den Tagesbedarf Ihres Kindes decken:

Omnivore Ernährung:

- 45 g Lammfleisch oder
- 75 g Schweinefleisch, z. B. 1 kleines Schweinemedaillon

Ovo-lacto-vegetarische und vegane Ernährung

- ca. 4 EL Weizenkeime pro Tag (erhältlich im Bioladen oder online) oder
- 50 g Sonnenblumenkerne pro Tag; prima wäre 1 Scheibe Vollkornbrot mit Sonnenblumenkernen oder
- 100 g Vollkornweizen

Worin ist es noch enthalten?

Auch folgende Lebensmittel enthalten Vitamin B_1:

- Hefeflocken; sie enthalten viel B_1 und auch andere B-Vitamine wie Folsäure, B_3 und B_6 und können als Alternative etwa zu Parmesan zum Würzen benutzt werden!
- Nüsse und Samen: Sonnenblumenkerne, Mandeln, Haselnüsse, Leinsamen, Cashewkerne
- Hülsenfrüchte: Linsen, Erbsen, Kichererbsen, Bohnen
- Vollkornprodukte: Vollkornbrot, Haferflocken, brauner Reis, Vollkornpasta
- Gemüse: grünes Blattgemüse, Spargel, Kartoffeln
- Fischsorten wie Lachs, Thunfisch, Forelle

Merke Thiamin ist ein essenzieller Nährstoff, d. h. er kann nicht von unserem Körper selbst produziert werden, außerdem gibt es keinen Thiaminspeicher im Körper, sodass wir Thiamin regelmäßig mit der Nahrung zuführen müssen.

Vitamin B_2: hilft beim Zellwachstum und Stoffwechsel

Superquelle: Eier

Vitamin B_2 (Riboflavin) ist ein wasserlösliches Vitamin, das sehr lichtempfindlich ist (Nahrungsmittel immer dunkel lagern) und beim Kochen stark ins Wasser übergeht.

Wofür ist der Nährstoff wichtig?

Riboflavin ist besonders bei Kindern wichtig für das Wachstum und die Entwicklung. Es ist als Coenzym an sehr vielen Stoffwechselprozessen beteiligt (insbesondere am Energie- und Proteinstoffwechsel). Riboflavin ist außerdem ein wichtiges Antioxidans, es trägt also dazu bei, Zellschäden zu reparieren. Es hat auch eine wichtige antientzündliche Wirkung und fördert die Aufnahme anderer Nährstoffe in unsere Zellen.

Bei veganer Ernährung und bei einer Chemotherapie ist der Bedarf an Riboflavin deutlich erhöht (siehe dazu auch die Tabelle »Potenziell kritische Nährstoffe bei verschiedenen Ernährungsformen«, Seite 15).

Hätten Sie's gewusst? Vitamin B_2 ist Teil eines wichtigen Coenzyms des Eisenstoffwechsels. Um ausreichend Eisen in unseren Körper aufnehmen zu können, ist also auch eine gute Versorgung mit Riboflavin nötig.

Wie äußert sich ein Riboflavin-Mangel?

Menschen mit einem Vitamin-B_2-Mangel sind oft sehr blass und haben Einrisse in den Schleimhäuten der Mundwinkel, die sich auch zu Fissuren vertiefen können. Diese

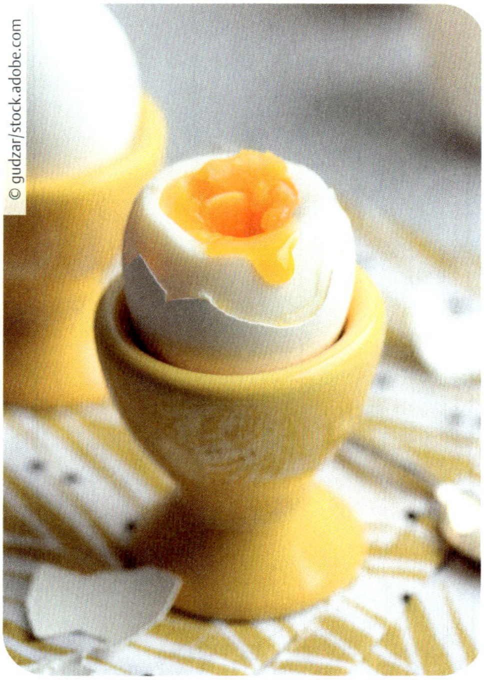
© gudzar/stock.adobe.com

können Candida (Hefepilze) anziehen (dann zeigen sich weißliche Beläge). Zuweilen tritt auch ein rötlicher Hautausschlag im Nasen-/Wangenbereich, an den Ohren, Lidern oder im Genitalbereich auf (seborrhoische Dermatitis). In schweren Fällen kann es zu einer Blutarmut kommen, da Riboflavin eine wichtige Rolle im Eisenstoffwechsel einnimmt.

Unsere Top 5 Riboflavin-reichen Nahrungsmittel für Kinder

- Eier
- Joghurt
- Steinpilze
- Champignons
- Lammleber

Der Bedarf für ein 4- bis 7-jähriges Kind beträgt 0,8 mg Vitamin B_2 pro Tag. Darüber können Sie den Tagesbedarf Ihres Kindes decken:

Omnivore Ernährung:
- 15 g Lammleber oder andere Innereien (in Gemüsebrei versteckt, schmecken diese sogar den Kleinsten; man kann den Brei in große Eiswürfelformen umfüllen und so portionsweise einfrieren)

Ovo-lacto-vegetarische Ernährung:
- 2 Eier oder
- ca. 200 g Joghurt

Vegane Ernährung:
- ca. 100 g Steinpilze und 100 g Champignons

Worin ist es noch enthalten?

Riboflavin ist auch in pflanzlichen Quellen wie Erbsen und Grünkohl enthalten. An Milchprodukten bieten sich zudem Camembert und Quark als gute Vitamin B_2-Quellen an.

Tipps Verwenden Sie das Kochwasser von Gemüse wie Erbsen und Grünkohl z. B. für eine Suppe oder einen Saft, um den gelösten Vitamingehalt zu nutzen.

Gekeimte Getreideflocken (wie etwa Hafer-, Dinkel-, Weizenflocken) enthalten mehr Vitamin B_2 als ungekeimte Flocken. Der Keimprozess führt zu einer Aktivierung bestimmter Enzyme, die die Nährstoffverfügbarkeit erhöhen und die Nährstoffe im Getreide aufschließen. Dazu einfach beispielsweise Haferkörner in ein Schraubglas mit nur aufgelegtem Deckel mit Wasser bedecken und 2 Tage an einem hellen Ort keimen lassen, hierzu muss das Wasser 3 × täglich erneuert werden.

Vitamin B_3 (Niacin): für Energiestoffwechsel und Zellteilung

Superquelle: Erdnusskerne

Wofür ist der Nährstoff wichtig?

Niacin ist ein wasserlösliches Vitamin, das dabei hilft, Nahrung in die Energie umzuwandeln, die der Körper für seine täglichen Funktionen benötigt. Darüber hinaus trägt Niacin zur Aufrechterhaltung der Hautgesundheit, der Funktion des Nervensystems und der Verdauung bei. Und auch für das Immunsystem unserer Kleinsten spielt es eine wichtige Rolle. Das Erstaunliche ist, dass Niacin zwar in der Nahrung vorkommt, von unserer Leber aber auch selbst hergestellt werden kann (aus der Aminosäure Tryptophan).

Bei Leistungssportlern (erhöhter Energiestoffwechsel, daher erhöhter Niacin-Verbrauch), bei Diabetes mellitus (der im Kleinkindalter zum Glück selten vorkommt) sowie bei chronischen Darmerkrankungen (wie chronische Diarrhoe) kann der Bedarf an Vitamin B_3 deutlich erhöht sein.

Hätten Sie's gewusst? Niacin ist (neben Vitamin B_1, B_2 und anderen Mineralstoffen) ein entscheidender Cofaktor im Stoffwechsel unserer Kraftwerke der Zellen (den Mitochondrien). Es hat also einen ganz wichtigen Stellenwert für die Energieproduktion in unseren Zellen. Wir hoffen, Ihre Kinder stecken voller Energie und sind mit ausreichend Vitamin B_3 versorgt.

Wie äußert sich ein Vitamin-B_3-Mangel?

Ein Mangel an Niacin kommt in unseren Breitengraden äußerst selten vor. Bei leichten Mangelerscheinungen kommt es zu vermehrter Müdigkeit und Appetitlosigkeit. Kommt es jedoch zu einem lang andauernden Mangel an Niacin und Tryptophan, können gesundheitliche Probleme wie »Pellagra« entstehen, eine Krankheit, die durch Symptome wie Hautausschläge, Durchfall und geistige Verwirrung gekennzeichnet ist.

Unsere Top 5 der Niacin-reichen Lebensmittel für Kinder

- Erdnusskerne
- Vollkorngetreide
- Thunfisch
- Rinderleber
- Hühnerbrust

Der Bedarf für ein 4- bis 7-jähriges Kind liegt bei 9 mg Vitamin B_3 pro Tag. Darüber können Sie den Tagesbedarf Ihres Kindes decken:

Omnivore Ernährung:

- 50 g frischer Thunfisch (ersatzweise aus der Dose) oder
- 50 g Rinderleber oder
- 50 g Hühnerbrust

Ovo-lacto-vegetarische und vegane Ernährung:

- 60–70 g Erdnüsse; sie gelten als DER super Vitamin-B_3-Lieferant (damit sind natürlich nur naturbelassene, ungesalzene Erdnüsse gemeint!) oder
- 100 g Vollkornbrot

Worin ist es noch enthalten?

Auch folgende Lebensmittel enthalten Vitamin B_3:

- Lachs, Makrele, Hähnchenbrust, Schweinefleisch, Rindfleisch, Cheddar, Gouda, Milch, Joghurt
- Vollkornprodukte: Vollkornbrot, brauner Reis, Haferflocken, Quinoa
- Hülsenfrüchte: Linsen, Kichererbsen, Erbsen
- Nüsse: Cashewnüsse, Mandeln
- Früchte: Avocado, Bananen, Champignons

Vitamin B_6 (Pyridoxin): für Gehirn und Stimmung

Superquelle: Paprika

Wofür ist der Nährstoff wichtig?

Vitamin B_6, auch bekannt als Pyridoxin, ist ein wasserlösliches Vitamin, das für das Wachstum und die Entwicklung von Kindern von entscheidender Bedeutung ist. Bei Kindern fördert Vitamin B_6 nicht nur den normalen Energiestoffwechsel und die Produktion von Hämoglobin (des roten Blutfarbstoffs), sondern ist auch wesentlich für die Gehirnentwicklung und Nervenfunktion. Es unterstützt die Produktion von Neurotransmittern (also Botenstoffen im Gehirn), die für die Regulation der Stimmung sowie für das Lernen und das Gedächtnis wichtig sind.

Vitamin B_6 spielt außerdem eine entscheidende Rolle für unser Immunsystem. In Studien konnte eine Abmilderung der COVID-19-Symptome und -Nachwirkungen durch einen ausreichenden Vitamin-B_6-Spiegel festgestellt werden.

Zudem können chronische Entzündungen (betrifft auch Zahnentzündungen) in unserem Körper sowie die Einnahme von Medi-

Wie erhält man den Niacingehalt bei der Zubereitung?

Einige Zubereitungsmethoden können den Niacingehalt in Lebensmitteln reduzieren. Um den Verlust von Niacin zu minimieren, sind folgende Tipps hilfreich:

- Kochen und Dämpfen anstelle von Frittieren oder sehr langen Kochzeiten. Hohe Temperaturen und langes Kochen in Wasser können wasserlösliche Vitamine wie Niacin verringern.
- Vermeiden von starkem Auswaschen von Getreide und Hülsenfrüchten. Beim Waschen werden wasserlösliche Nährstoffe teilweise in das Wasser abgegeben.
- Fermentierte Lebensmittel wie Joghurt, Kefir oder Tempeh können ebenfalls eine erhöhte Verfügbarkeit von Niacin bieten. Durch den Fermentationsprozess können bestimmte Enzyme aktiv werden, die die Bindungen von Niacin lösen und es so für den Körper besser verfügbar machen.

Der Körper kann Niacin zudem aus der Aminosäure Tryptophan synthetisieren, die in proteinreichen Lebensmitteln enthalten ist (in Nüssen, Saaten, Hartkäse wie Parmesan und Fisch und Fleisch). Niacin kann jedoch nicht in nennenswertem Maße gespeichert werden, sodass wir entweder Niacin oder Tryptophan regelmäßig mit der Nahrung aufnehmen müssen.

kamenten gegen Epilepsie oder Asthma den Bedarf an Vitamin B_6 und so das Risiko für einen Mangel erhöhen.

Hätten Sie's gewusst? Auch unsere Darmbakterien benötigen Vitamin B_6 für eine gute Funktion ihrer Enzyme. Da ein gesundes Darmmikrobiom wichtig für unser Immunsystem ist, schützen Sie es doppelt durch eine ausreichende Zufuhr von Vitamin-B_6-reichen Lebensmitteln.

Wie äußert sich ein Vitamin-B_6-Mangel?

Bei Kindern ist ein Mangel an Vitamin B_6 relativ selten, kann aber zu einer Reihe von gesundheitlichen Problemen führen. Zu den möglichen Symptomen gehören Reizbarkeit, Konzentrationsstörungen, Anämie (Blutarmut), Hautveränderungen (wie Dermatitis) und gehäuften oder langwierigen Entzündungen. In solchen Fällen kann die Versorgung mit Vitamin B_6 durch eine gezielte Ernährungsumstellung oder gegebenenfalls durch die Einnahme von Nahrungsergänzungsmitteln verbessert werden, wobei dies immer unter ärztlicher Aufsicht erfolgen sollte.

Unsere Top 5 Vitamin-B_6-reichen Nahrungsmittel für Kinder

- rote Paprika
- Lachs
- Haselnussmus
- Erdnussmus
- Sojabohnen, etwa in Tofu

Der Bedarf für ein 4- bis 7-jähriges Kind liegt bei 0,7 mg pro Tag. Darüber können Sie den Tagesbedarf Ihres Kindes decken:

Omnivore Ernährung:

- 70 g Lachs aus ökologischer Zucht, sollte aufgrund der potenziellen Schwermetallbelastung nicht häufiger als 1 × pro Woche verzehrt werden oder
- 100 g Putenfleisch (gebraten oder gekocht)

Ovo-lacto-vegetarische und vegane Ernährung:

- 1 mittelgroße rote Paprika ist ein super Vitamin-B_6-Lieferant oder
- 100 g unverarbeitete Haselnüsse oder Erdnüsse; ist als Nussmus leicht in viele Mahlzeiten einzubauen, z. B. zu gesunden Keksen oder auch zur Verfeinerung von warmen Speisen wie Eintöpfen oder Suppen oder
- 140 g Soja, etwa als Soja Crisp für ein Müsli-Topping oder als Snack zwischendurch (z. B. mit unseren veganen Erdnussriegeln, Seite 93)

Worin ist es noch enthalten?

Auch folgende Lebensmittel enthalten Vitamin B_6: Geflügel, Rindfleisch, Schweinefleisch, Thunfisch, Vollkornprodukte wie Haferflocken, brauner Reis und Vollkornbrot, Kartoffeln (v. a. ungeschälte) sowie grünes Blattgemüse, Karotten und Spinat, Avocados, Bohnen, Linsen und Erbsen, Bananen, Wassermelonen.

Hätten Sie's gewusst? Magnesium und Vitamin B_2 helfen bei der Aktivierung von Vitamin B_6, kombinieren Sie daher z. B. Quark (Vitamin B_2) mit Banane (Magnesium) und Haferflocken (Vitamin B_6).

Vitamin B_7 (Biotin): für Wachstum und gesunde Haut

Superquelle: Eier

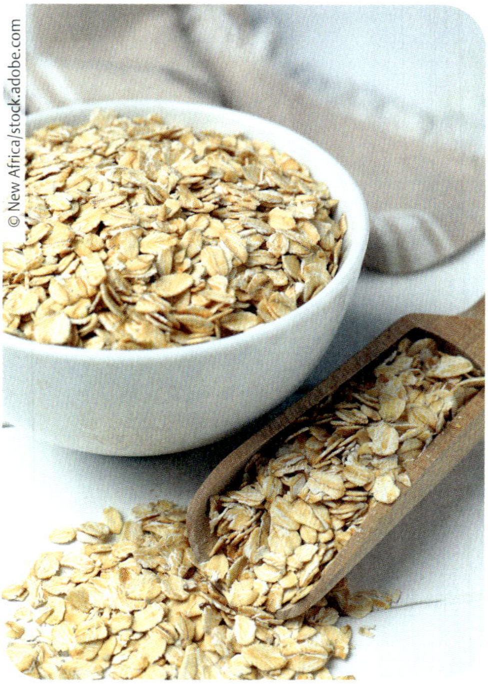
© New Africa/stock.adobe.com

Wofür ist der Nährstoff wichtig?

Biotin ist für die Wachstums- und Entwicklungsprozesse bei Kindern von großer Bedeutung. Es spielt eine entscheidende Rolle bei der Zellteilung und Wachstumsregulation. Als Bestandteil von Biotin-abhängigen Enzymen unterstützt es die Umwandlung von Nahrungsfetten und -proteinen in Bausteine, die für das Wachstum und die Reparatur von Körperzellen notwendig sind. Dies macht Biotin besonders wichtig während der Entwicklungsphasen von Kindern, wenn schnelles Zellwachstum und rasche Regeneration erforderlich sind.

Ein weiterer wichtiger Bereich, in dem Biotin eine Rolle spielt, ist die Hautgesundheit. Biotin trägt zur Aufrechterhaltung der Hautstruktur und der Hautbarriere bei, indem es die Differenzierung der Zellen zu Hautzellen und den Auf- und Abbau von für die Hautbarriere wichtigen Proteinen unterstützt.

Wie äußert sich ein Biotin-Mangel?

Ein Biotin-Mangel bei Kindern ist in der westlichen Welt selten, da Biotin in einer Vielzahl von Nahrungsmitteln enthalten ist. Ein Mangel kann jedoch auftreten, wenn sich ein Kind über längere Zeit sehr einseitig ernährt oder wenn es gesundheitliche Probleme hat, die die Aufnahme von Nährstoffen beeinträchtigen. Besonders Säuglinge, die keine oder unzureichende Mengen an Biotin aus der Muttermilch oder der Säuglingsnahrung erhalten, können ein höheres Risiko für einen Mangel haben.

Zu den Symptomen eines Biotin-Mangels zählen hauptsächlich Hautprobleme (wie Ekzeme oder Hautausschläge) und Haarausfall, aber auch unspezifischere Symptome, wie vermehrte Müdigkeit oder Schwäche, Appetitlosigkeit und Reizbarkeit.

Unsere Top 5 Biotin-reichen Lebensmittel für Kinder

- Eier
- Haferflocken
- Sonnenblumenkerne
- Sojabohnen
- Rinder- oder Kalbsleber

Der Bedarf für ein 4- bis 7-jähriges Kind liegt bei 25 µg pro Tag. Darüber können Sie den Tagesbedarf Ihres Kindes decken (siehe nächste Seite):

Omnivore Ernährung:
- 25 g Rinder- oder Kalbsleber

Ovo-lacto-vegetarische Ernährung:
- 2 Eier (besonders das Eigelb; aber der tägliche Verzehr von 2 Eiern ist für Kinder nicht empfehlenswert)

Vegane Ernährung:
- 3–4 EL Mandeln, auch mal als Nussmus zum Verfeinern von Speisen wie Milchreis, Gemüse- und Reisgerichten oder
- 60 g oder 6 EL Sonnenblumenkerne (z. B. in leckeren Knusperriegeln, Seite 120) oder
- 125 Soja oder Tempeh (fermentierte Sojabohnen)

Worin ist es noch enthalten?

Fisch und Fleisch; besonders Leber und andere Innereien sind hervorragende Biotinquellen, aber auch Hühnchen, Rindfleisch und Lachs enthalten nennenswerte Mengen. Milchprodukte wie Joghurt, Käse und Milch liefern ebenfalls geringe Mengen Biotin, das gilt auch für Walnüsse, Haselnüsse, Vollkornprodukte wie Haferflocken, Vollkornbrot und brauner Reis. Einige Gemüsesorten wie Karotten, Brokkoli und Spinat enthalten ebenfalls geringe Mengen an Biotin.

Tipp Schaffen Sie für Ihr Kind eine gesunde Darmflora, indem Sie diese mit probiotischen Lebensmitteln, wie Joghurt, Kefir, Kombucha unterstützen (lesen Sie zu diesem Thema noch einmal im Kapitel »Das Mikrobiom – wichtig für die Nährstoffaufnahme« (Seite 25) nach). Zudem wirken sich ballaststoffreiche Lebensmittel, wie Vollkornprodukte, Obst und Gemüse positiv auf unsere Darmbakterien aus. Hat Ihr Kind eine gesunde Darmflora, können Nährstoffe wie Biotin wesentlich besser aufgenommen werden.

Vitamin B_9 (Folsäure): essenziell für unser Nervensystem

Superquelle: Weizenkeime

Wofür ist der Nährstoff wichtig?

Folsäure kennen die meisten wahrscheinlich als Teil der Schwangerenvorsorge. Sie spielt bereits bei der Entwicklung des Embryos eine entscheidende Rolle. Eine der zentralen Aufgaben ist die Unterstützung der DNA-Synthese und der Zellteilung. Jede neue Zelle im Körper benötigt Folsäure, um korrekt zu wachsen und sich zu vervielfältigen. Daher ist das Vitamin während der frühen Kindheit besonders wichtig, in der die Zellteilung besonders intensiv ist.

Folsäure spielt außerdem eine große Rolle bei der Blutbildung. Sie ist notwendig für die Produktion von roten Blutkörperchen, die für den Transport von Sauerstoff im Körper verantwortlich sind. Ein Mangel an Folsäure kann zu Blutarmut (Anämie) führen, die sich in Symptomen wie Müdigkeit, Blässe und allgemeiner Schwäche äußern kann.

Zudem spielt Folsäure eine extrem wichtige Rolle bei der Gehirn- und Nervenentwicklung. Besonders während der frühen Schwangerschaft (zu einem Zeitpunkt, zu dem viele noch gar nicht wissen, dass sie schwanger sind, nämlich bis zur 6. SSW) ist sie essenziell, da sich hier das sogenannte Neuralrohr, also die Vorstufe unseres Nervensystems schließt. Ist die Mutter in dieser Phase nicht ausreichend mit Folsäure versorgt, kann es zu einer sogenannten Spina bifida, einer schweren Fehlbildung unseres Nervensystems, kommen. Aber auch später spielt sie eine wichtige Rolle: Sie erhöht die Verfügbarkeit von Serotonin (unserem Glücks-Botenstoff) und anderen Neurotransmittern in unserem Gehirn. Sorgen Sie also für einen ausreichenden Folsäurehaushalt, damit Sie und Ihr Kind glücklich sind.

Wie äußert sich ein Folsäure-Mangel?

Ein Mangel an Folsäure bei Kindern ist in den Industrieländern zum Glück sehr selten. Besonders gefährdet sind Kinder, deren Mütter nicht auf eine ausreichende Folsäurezufuhr in der Schwangerschaft achten. Hier ist der Bedarf deutlich erhöht, sodass eine Substitution schon beim Kinderwunsch in Höhe von 400 µg empfohlen wird.

Im Übrigen kommen Mangelerscheinungen nur bei Kindern vor, die entweder stark mangelernährt sind oder unter einer chronisch entzündlichen Darmerkrankung oder einer Zöliakie leiden. Dann kann ein Folsäuremangel bei Kindern zu Blutarmut, Blutgerinnungsstörungen, Schwäche, Müdigkeit und Konzentrationsproblemen führen. In schwereren Fällen kann er das Wachstum und die geistige Entwicklung beeinträchtigen.

Unsere Top 5 der Folsäure-reichen Lebensmittel für Kinder

- Weizenkeime
- Linsen
- Spinat
- Bohnen
- Rinderleber

Der Bedarf für ein 4- bis 7-jähriges Kind liegt bei 140 µg pro Tag. So können Sie den Tagesbedarf Ihres Kindes decken:

Omnivore Ernährung:

- 50 g Rinderleber (am besten vom Weiderind)

Ovo-lacto-vegetarische und vegane Ernährung:

- 70 g gekochte Linsen, z. B. Belugalinsen, rote Linsen (eine kreative Snackidee sind z. B. unsere Linsen-Stäbchen, Seite 102) oder
- 100 g Spinat (kann man auch mal in Pizzabrötchen verstecken) oder
- ca. 20 g Weizenkeime oder
- 100 g schwarze, weiße oder Kidneybohnen

Worin ist es noch enthalten?

Auch folgende Lebensmittel enthalten Folsäure: Eier, Brokkoli, Mangold und Grünkohl, Vollkornbrot, Haferflocken und brauner Reis, Erbsen und in geringeren Mengen auch Zitrusfrüchte und Beeren.

Tipp Lagern Sie folsäurehaltige Lebensmittel wie frisches Gemüse und Obst möglichst kühl und abgedunkelt, um den Folsäuregehalt zu erhalten. Durch helles Licht und Wärme kann Folsäure in der Nahrung verloren gehen.

Merke Folsäure und Vitamin B_{12} wirken synergistisch, also Hand in Hand. Achten Sie daher unbedingt auf eine ausreichende Zufuhr beider Nährstoffe bzw. kombinieren Sie diese (siehe hierzu das folgende Kapitel).

Vitamin B_{12} (Cobalamin): für Blutbildung und Nerven

Superquelle: Lachs

Wofür ist der Nährstoff wichtig?

Vitamin B_{12} ist sozusagen die große Schwester der Folsäure, denn beide wirken in unserem Stoffwechsel synergistisch zusammen. Es ist auch als Cobalamin bekannt und dürfte inzwischen den meisten heutzutage ein Begriff sein. Es spielt eine zentrale Rolle für die Unterstützung des Nervensystems: Vitamin B_{12} ist entscheidend für die Produktion von Myelin, einer Substanz, die unsere Nervenfasern umhüllt und die Kommunikation zwischen den Nervenzellen ermöglicht. Und es unterstützt die Bildung von Neurotransmittern, also Botenstoffen im Gehirn. Cobalamin spielt zudem eine Schlüsselrolle in der Bildung gesunder roter Blutkörperchen. Das »Besondere«: Vitamin B_{12} kommt ausschließlich in tierischen Quellen in relevanten Mengen vor!

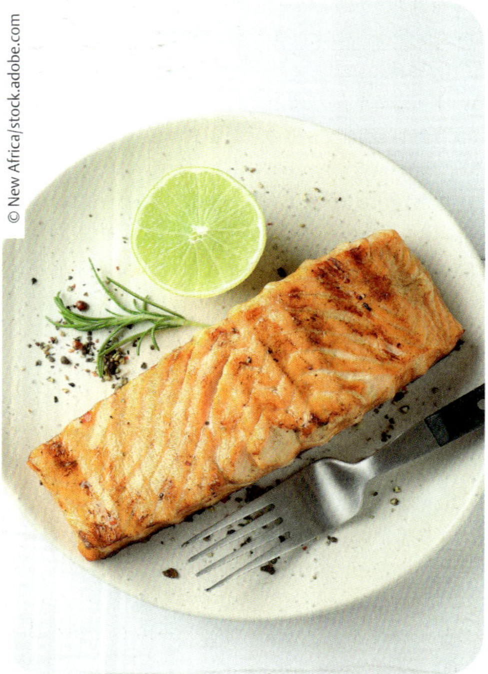

Wie äußert sich ein Vitamin-B_{12}-Mangel?

Ein Mangel an Vitamin B_{12} bei Kindern kann sich auf unterschiedliche Weise äußern. Sollte die Blutbildung durch den Vitamin-B_{12}-Mangel beeinträchtigt sein, kann Ihr Kind bei sportlichen Aktivitäten schneller erschöpft wirken und eventuell sogar unter Atemnot leiden. Bei unzureichender Versorgung kann es auch zu neurologischen Symptomen wie Reizbarkeit, Konzentrationsstörungen oder gar depressiven Verstimmungen kommen. Auch Wachstumsverzögerungen (durch die geringere Zellteilungsrate) können auftreten.

Besonders prädestiniert für einen Vitamin-B_{12}-Mangel sind Kinder von Müttern, die sich ab dem Zeitpunkt des Schwangerschaftseintritts bis hin zum Ende der Stillzeit rein vegan ernähren, oder Kinder, die selbst vegan ernährt werden. Da Vitamin B_{12} nur in tierischen Produkten in relevanten Mengen vorkommt und nicht von unserem Körper selbst hergestellt werden kann, muss hier aufgrund der fehlenden Zufuhr dringend auf eine ausreichende Substitution mithilfe eines Nahrungsergänzungsmittels geachtet werden. Daher sollten auch Vegetarierinnen in Schwangerschaft und Stillzeit auf eine ausreichende Vitamin-B_{12}-Zufuhr oder Supplementation achten.

Merke Auch omnivor ernährte Kinder können unter Umständen unter einem Vitamin-B_{12}-Mangel leiden. Für die Aufnahme von Vitamin B_{12} im Darm ist ein Stoff namens Intrinsic Factor notwendig, der in unserem Magen gebildet wird. Liegt eine chronische Entzündung des Magens oder des Darms (wie Zöliakie, Morbus Crohn) vor, kann die Aufnahme deutlich vermindert sein. Hier müsste man dann Vitamin B_{12} tatsächlich mit einer Spritze zuführen.

Unsere Top 5 der Vitamin-B_{12}-reichen Lebensmittel für Kinder

- Lachs
- Rindfleisch
- Eier
- Mozzarella
- Camembert

Der Bedarf für ein 4- bis 7-jähriges Kind liegt bei 2 µg Vitamin B_{12}. So können Sie den Tagesbedarf Ihres Kindes decken:

Omnivore Ernährung:

- 40 g frischer Bio-Lachs oder etwa 2 Scheiben Räucherlachs oder
- ca. 100 g Rindfleisch (wenn möglich vom Weiderind)

Ovo-lacto-vegetarische Ernährung:

- 50 g Mozzarella und 1 Ei

Vegane Ernährung:

- Synthetischer Ersatz erforderlich! Entweder durch Vitamin-B_{12}-Tropfen, angereicherte Gummibärchen oder mit Vitamin B_{12} angereichertem Pflanzendrink

Worin ist es noch enthalten?

Vitamin B_{12} findet sich auch in Geflügel, Fisch und Meeresfrüchten (Makrele, Thunfisch, Muscheln) sowie in Milch, Joghurt und weiteren Käsesorten.

Für Kinder, die sich vegetarisch oder vegan ernähren, gibt es spezielle angereicherte Lebensmittel wie Sojadrink oder pflanzliche Joghurtalternativen, die mit Vitamin B_{12} versetzt sind. Alternativ kann auch die Einnahme von Vitamin-B_{12}-Präparaten notwendig sein, um einem Mangel vorzubeugen.

Merke Einige wenige Lebensmittel pflanzlicher Herkunft können durch bakterielle Gärung (Fermentation), wie z. B. bei Sauerkraut, Spuren von Vitamin-B_{12}-Verbindungen enthalten. Dennoch ist der Vitamin-B_{12}-Gehalt pflanzlicher Lebensmittel eher gering und zudem sehr schwankend, weswegen wir bei rein veganer Ernährung dringend zu einer Substitution mit einem geprüften Nahrungsergänzungsmittel raten.

Andere pflanzliche Lebensmittel, wie z. B. bestimmte Algensorten oder Shiitake-Pilze, enthalten Verbindungen, die dem Vitamin B_{12} sehr ähnlich sind, sogenannte Vitamin-B_{12}-Analoga. Diese sind auf keinen Fall ausreichend, um eine Versorgung mit Vitamin B_{12} sicherzustellen, es ist unklar, wie viel davon von unserem Körper überhaupt verstoffwechselt werden kann. Im Gegenteil, die DGE weist darauf hin, dass sie sogar die Aufnahme von »echtem« Vitamin B_{12} hemmen können.

Vorbeugung eines Vitamin-B_{12}-Mangels bei Kindern

Die beste Prävention gegen einen Mangel an Vitamin B_{12} ist eine ausgewogene Ernährung, die ausreichend tierische Produkte wie

Dosierungsempfehlung für die Supplementation von Vitamin B_{12} bei veganer Ernährung

Alter des Kindes	Vitamin-B_{12}-Supplementation pro Tag bei veganer Ernährung
1 bis unter 4	1,5 µg
4 bis unter 7	2 µg
7 bis unter 10	2,5 µg
10 bis unter 13	3,5 µg
13 bis unter 15	4 µg

Fleisch, Fisch, Eier und Milchprodukte enthält. Für Kinder, die eine vegetarische oder vegane Ernährung verfolgen, müssen zur Gewährleistung einer ausreichenden Versorgung regelmäßig angereicherte Produkte oder Nahrungsergänzungsmittel mit Vitamin B_{12} (z. B. in Form von Tropfen) in den Speiseplan aufgenommen werden.

Hinweis: Es gibt leider keine offiziellen Empfehlungen für die Dosis der Supplementation von Vitamin B_{12} der Deutschen Gesellschaft für Ernährung. In der Annahme, dass eine Substitution nur erfolgt, wenn Ihr Kind sich vegan ernährt und damit gar kein Vitamin B_{12} über die Nahrung zu sich nimmt, berufen wir uns daher auf die von der DGE empfohlenen Referenzwerte, um den Tagesbedarf an Vitamin B_{12} zu decken.

Vitamin B_{12} kann nicht in unserem Körper hergestellt werden, aber: Vitamin B_{12} kann im Körper in großen Mengen gespeichert werden, hauptsächlich in der Leber. Der Körper kann mehrere Jahre lang ausreichende Vorräte an Vitamin B_{12} speichern. Dennoch sollten Sie bei Ihrem Kind dringend auf eine regelmäßige Zufuhr achten.

Vitamin C: essenziell für ein starkes Immunsystem

Superquelle: rote Paprika

Vitamin C ist ein essenzielles wasserlösliches Vitamin, wir müssen es also über die Nahrung aufnehmen. Eine pflanzenbetonte Ernährung aus frischen Lebensmitteln mit viel Obst und Gemüse sichert uns in der Regel eine gute Versorgung mit Vitamin C.

Wofür ist der Nährstoff wichtig?

Das aus dem Alltag und der Werbung wahrscheinlich geläufigste Vitamin ist wohl Vitamin C. Die Bekanntheit betrifft vor allem seine Wirkung zur Unterstützung des Immunsystems. Es regt die Bildung von weißen Blutkörperchen an, hilft bei der Produktion von Antikörpern, wirkt antioxidativ und stärkt unsere Hautbarriere, unseren ersten Schutzschild vor äußeren Einflüssen. Eine Hauptrolle kommt Vitamin C aber auch bei der Bildung von Kollagen zu, einem Strukturprotein, das Muskeln, Knochen und auch unserer Haut »Festigkeit« und gleichzeitig Elastizität verleiht. Ohne Vitamin C werden das Bindegewebe und die Knochen schwach, Blutgefäße können ihre Stabilität verlieren und Wunden nicht gut heilen. Vitamin C hilft zudem bei der Aufnahme von Eisen in unserem Darm (mehr dazu erfahren Sie im Kapitel »Eisen«, Seite 62).

Wenn Ihr Kind mal wieder unter einer Erkältung oder einem anderen Infekt leidet, wird dabei Vitamin C verbraucht. Die Vitamin-C-Konzentration in den weißen Blutkörperchen, den Leukozyten, kann während eines akuten Infektes innerhalb von wenigen Stunden um 50 % sinken.[11] Wird das Vitamin dann nicht rasch wieder aufgefüllt, kann das die Abwehrlage deutlich verschlechtern. Der Mehrbedarf während eines Infekts beläuft sich auf ca. 20–50 % des Tagesbedarfs.

Tipp Füllen Sie die Vitamin-C-Speicher bei Ihrem infektkranken Kind unbedingt regelmäßig in Form von z. B. heißer Zitrone, selbst gemachter Zitronen-Limonade oder eines leckeren Smoothies wieder auf.

Vitamin C ist auch am Bau unseres Glückshormons Serotonin beteiligt, kann also ein Schlüsselvitamin sein, um nach Krisen (etwa emotionalem Stress mit viel Vitamin-C-Verbrauch), die bei Ihrem Kleinkind hoffentlich noch nicht so oft vorkommen, psychisch wieder »auf die Beine zu kommen«.

Beim Vorliegen von Allergien kann es zudem helfen, das freigesetzte Hormon Histamin (welches zu den allergischen Symptomen wie Naselaufen, Augentränen, Juckreiz etc. führt) zu senken und damit Symptomen entgegenzuwirken.

Wie äußert sich ein Vitamin-C-Mangel?

In Zeiten mit großer gesundheitlicher Belastung wie z. B. nach einem Knochenbruch, größerer Wundheilung, emotionalem Stress, aber auch einfach während der allgemeinen Wachstumsphasen im Kindesalter, brauchen und verbrauchen Kinder besonders viel Vitamin C. In der Praxis sehen wir manchmal schon bei der Einschulung, also in den ersten Monaten nach einem Wechsel von der Kita in die Schule, einen richtigen Abfall von Vitamin C im Blut. Nicht umsonst können die meisten Säugetiere Vitamin C selbst herstellen. Hunde, Katzen und Schafe entwickeln in Stresssituationen einen richtigen Vitamin-C-Booster, eine Fähigkeit, die uns Menschen leider nicht gegeben ist – wir müssen Vitamin C über die Nahrung aufnehmen.

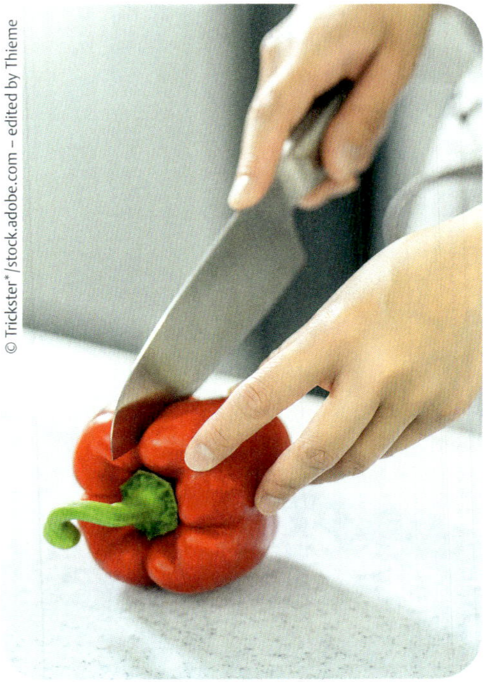

Denken wir an die Zeit der Seefahrer zurück, können wir die Symptome bei komplettem Vitamin-C-Mangel gut veranschaulichen. Denn Seefahrer waren oft von Infekten, Zahnfleischbluten oder Zahnausfall, Entzündungen und Fieber geplagt. Ihnen fehlten damals häufig für mehrere Monate frische Lebensmittel und sie konnten sich nur von Konserven und lang haltbaren Lebensmitteln ernähren, die jedoch kaum Vitamin C enthielten. Solche Extremfälle treten zwar heute zumindest in Industrieländern kaum noch auf, dennoch lassen sich anhand dieser Mangelsymptome die wichtigen Funktionen von Vitamin C gut verstehen.

In der heutigen Zeit zeigt sich ein Mangel zwar nicht in einer so extremen Unterversorgung, dafür aber auf subtilere Weise. Nehmen wir als Beispiel ein Kind, das nach der Trennung der Eltern viel emotionalen Stress erlebt hat.

Dabei können ein erhöhter Vitamin-Verbrauch und eventuell durch Appetitlosigkeit mit einer zu geringen Aufnahme zwei begünstigende Faktoren für einen Mangel zusammenkommen. Typische Symptome sind in solchen Situationen gehäufte Infekte, vermehrtes Nasenbluten und heftigere Reaktionen auf Allergene.

Worin ist Vitamin C enthalten?

Vitamin C steckt in fast allen frischen pflanzlichen Lebensmitteln. Der Klassiker mit hohem Vitamin-C-Gehalt sind rote Paprika, Beerenfrüchte, Kräuter, Zitrusfrüchte und Kohlsorten. Hochkonzentriert ist es auch in Hagebutte, Sanddorn und der Acerola-Kirsche zu finden.

Vitamin C ist ein relativ empfindlicher Stoff, dessen Konzentration durch Hitze, Licht und Sauerstoff in den Lebensmitteln abnimmt. Deshalb ist der Gehalt von Vitamin C nicht nur abhängig vom Erntezeitpunkt, sondern auch von der anschließenden Lagerung und der Zubereitung. Ideal sind reif geerntete Produkte, kühle Lagerung oder rascher Genuss nach der Ernte. Beim Kochen in Wasser verliert ein Lebensmittel etwa die Hälfte seines Vitamin-C-Gehalts, während Dämpfen und kurzes Dünsten den Gehalt deutlich besser bewahren können. Rohkost sollte möglichst rasch nach dem Schneiden oder Pürieren gegessen werden, das ist besonders beim Smoothie wichtig.

Unsere Top 5 der Vitamin-C-reichen Lebensmittel für Kinder

- rote Paprika
- schwarze Johannisbeere
- Zitrusfrüchte (Orange, Zitrone)
- Brokkoli
- Kiwi

Der Bedarf für ein 4- bis 7-jähriges Kind liegt bei mindestens 30 mg pro Tag. Darüber können Sie den Tagesbedarf Ihres Kindes decken:

Bei omnivorer, vegetarischer und veganer Ernährung:

- ca. 25 g rote Paprika oder
- ca. 15 g oder 1 kleine Handvoll schwarze Johannisbeeren oder
- 1 Kiwi oder
- ½ Orange oder
- 4 kleine Brokkoliröschen

Merke Erfahrungsgemäß macht eine kurzfristige Verdopplung oder Verdreifachung des Tageswertes Sinn, wenn es zuvor durch besondere Umstände einen hohen Verbrauch gab. Nach Knochenbruch, großen Wunden, längerer Krankheit, emotionalem Stress: bitte großzügig mit Vitamin-C-reichen Lebensmitteln sein. Kurzzeitig darf also auch gerne der Lieblingssmoothie als Nachtisch nach jedem Essen gereicht werden, um leere Speicher wieder zu füllen.

Worin ist es noch enthalten?

In allen Obst- und Gemüsesorten ist, in frischer Darreichungsform, Vitamin C enthalten. Das gilt insbesondere für Beerenfrüchte, Kern- und Steinobst, Kohlsorten, Blattgemüse, Tomaten und vielen mehr.

Vitamin D: für starke Knochen und gesunde Zähne

Superquelle: Sonne und Vitamin-D-Tabletten

Genau genommen ist Vitamin D kein Vitamin, sondern ein fettlösliches Hormon, das in jeder Zelle und sogar auf unsere Gene wirkt.

Wofür ist der Nährstoff wichtig?

Große Wirkung hat Vitamin D auf unsere Knochen- und Zahngesundheit, da es die Aufnahme von Calcium, Magnesium und Phosphat aus dem Darm reguliert und die Mineralisierung von Knochen und Zähnen entscheidend fördert. Bei einem Mangel im Kindesalter bleiben unsere Knochen weich und können sich verformen (Rachitis, Osteomalazie). Außerdem aktiviert und reguliert es unsere Abwehrzellen und hilft, Erreger wie Viren und Bakterien schon in frühen Krankheitsstadien zu bekämpfen.

Es hat aber auch eine modulierende Wirkung auf unser Immunsystem, das bedeutet, dass unser Immunsystem in Anwesenheit von genügend Vitamin D z. B. weniger (chronische) Entzündungen entstehen lässt.

Wie äußert sich ein Vitamin-D-Mangel?

In einer repräsentativen Studie wurde gezeigt, dass nur 36,1 % der Kinder in Deutschland den Zielbereich der Versorgung mit Vitamin D erreichen.[12] Folgende Symptome können auf einen Mangel hinweisen:

- Infektneigung
- Reizbarkeit, Stimmungsschwankungen oder depressive Verstimmungen
- Wachstumsstörungen, Knochenverformungen oder verspätete Zahnentwicklung und Neigung zu Karies

Worin ist Vitamin D enthalten?

Für die körpereigene Herstellung ist Cholesterin als Grundbaustein nötig. Zur weiteren Verarbeitung des Provitamins wird dann aber Sonnenlicht, genauer gesagt UV-B-Strahlung, auf unserer Haut benötigt. Als Faustregel gilt: In unseren Breiten muss für eine ausreichende Bildung von Vitamin D im Sommer zur Mittagszeit ca. ein Viertel der Körperoberfläche für ½ Stunde der direkten Sonne ausgesetzt sein. Zwischen September und Ende April steht in Deutschland die Sonne zu flach, sodass wir Vitamin D in diesen Monaten kaum selbst herstellen können. Auch eine dunklere Hautfarbe, Kleidung und Sonnenschutz mit hohem Lichtschutzfaktor verhindern die Herstellung. Über die Nahrung, z. B. Milchprodukte, Fisch, Eigelb oder Pilze können wir (geringe) Mengen Vitamin D aufnehmen, leider aber nicht genug, um ausreichende Spiegel (über 50 nmol/l) zu erhalten. Wir sind also von der eigenen Herstellung (mit Sonnenlicht) abhängig oder müssen es als Nahrungsergänzungsmittel zuführen.

In Deutschland wird daher ab der 2. Lebenswoche die Substitution mit 500 IE Vitamin D täglich empfohlen, aktuell nur bis zum Frühjahr des 2. Lebensjahrs, also bis zum zweiten erlebten Frühsommer. Eine neue Empfehlung der International Endocrine Society aus dem Jahr 2024 zeigt,[13] dass eine prophylaktische dauerhafte Einnahme bis zum 18. Lebensjahr, ohne vorher den Vitamin-D-Spiegel zu testen, sinnvoll ist. Dies beugt Knochenschwund und bronchialen Infekten im Kindesalter vor. Die DGE empfiehlt ab dem 2. Lebensjahr die tägliche Gesamt-Aufnahme (aus Sonnenlicht und Nahrung) von 600–800 IE Vitamin D.

Aus unserer Sicht macht deshalb eine Supplementation von 600–800 IE von September bis Ende April ab dem 2. Lebensjahr bis zum 18. Lebensjahr Sinn.

Merke Alle Monate mit »r« (SeptembeR-ApRil) sind Vitamin-D-Mangel-Monate in Deutschland und ähnlichen Breiten. Unsere

Pilze bilden unter UV-Strahlung Vitamin D!

Als ergänzenden Beitrag zur Vitamin-D-Versorgung kann man mit einem kleinen Trick auch selbst ein Vitamin-D-angereichertes Nahrungsmittel herstellen: Pilze! Sie können hierzu einfach handelsübliche Kulturchampignons kaufen, in Scheiben aufgeschnitten in die Sonne legen und haben nach ca. 2 Stunden ein Vitamin-D-angereichertes Nahrungsmittel. Mit circa 200 g dieser Pilze (bei einer geschätzten Vitamin-D-Konzentration von 100 µg/kg Pilze) können Sie den Tagesbedarf von 20 µg/d decken. Da 200 g Pilze jedoch eine nicht geringe Menge sind, kann man das eher als ergänzende Möglichkeit zur Vitamin-D-Versorgung betrachten, womit man den Bedarf bei normalem Verzehr jedoch nicht alleine decken kann.[14]

Konsequenz: Vitamin D gehört zu den wenigen Nährstoffen, deren Supplementierung wir lohnenswert finden.

Vitamine K_1 und K_2: entscheidend für die Blutgerinnung

Superquelle: Grünkohl (Vitamin K_1) und fermentierte Lebensmittel (Vitamin K_2)

Wofür ist der Nährstoff wichtig?

Vitamin K_1 gehört zu den fettlöslichen Vitaminen und wird zur Bildung unserer Gerinnungsfaktoren in der Leber benötigt. Es trägt also maßgeblich zu unserer Blutstillung bei – umgekehrt geht ein Mangel an Vitamin K mit einem erhöhten Blutungsrisiko einher. Daher erhalten Neugeborene in Deutschland nach Geburt routinemäßig 3 × Vitamin-K-Tropfen. Die Eltern werden zwar regelhaft nach ihrer Zustimmung gefragt, wissen jedoch oft gar nicht, warum die Gabe nötig ist. Dabei ist schon lange bekannt, dass bei etwa 0,35 % aller Neugeborenen Blutungen (heute nennt man sie Vitamin-K-Mangel-Blutungen) in der ersten Lebenswoche auftreten, vor allem Blutungen im Magen-Darm-Trakt oder Hirnblutungen, bei Frühgeborenen ist die Häufigkeit aufgrund der Unreife der Leber noch höher.[15]

Doch warum haben Neugeborene zu wenig Vitamin K_1? Der Grund liegt darin, dass die Plazenta nur wenig mütterliches Vitamin K zum Fötus durchlässt. Da Muttermilch einen geringeren Vitamin-K-Gehalt als Kuhmilch und damit auch Formula-Nahrung aufweist, ist diese Gabe bei Neugeborenen so wichtig.

Vitamin K_2 hat nichts mit der Gerinnung zu tun. Es hat eine große Bedeutung für unseren Knochenstoffwechsel und damit auch für unsere langfristige Herzgesundheit. Es aktiviert ein Protein namens Osteocalcin, das Calcium in unseren Knochen und Zähnen einbaut. Vitamin K_2 sorgt damit für eine höhere Knochendichte und wirkt der Osteoporose entgegen. Es hilft aber auch, Calcium aus den Blutgefäßen (»Verkalkungen«) zu entfernen und in die Knochen zu leiten, was Arteriosklerose vorbeugt.

Wie äußert sich ein Vitamin-K-Mangel?

Bei Vitamin K_1, dem Vitamin für unsere Gerinnungsfaktoren, wird tatsächlich nur sehr selten nach der Neugeborenenperiode ein Mangel erlebt.

Ein Vitamin-K_2-Mangel dagegen ist häufig, was vor allem daran liegt, dass es nur in wenigen Lebensmitteln vorkommt. Leider macht er sich kaum akut bemerkbar und wird daher oft übersehen oder erst erkannt, wenn Knochen oder Gefäße geschädigt sind. Unserer Einschätzung nach hängt der K_2-Mangel auch mit der Veränderung unseres Mikrobioms seit der Industrialisierung zusammen. Unsere Darmbakterien haben sich in ihrer Zusammensetzung verändert und produzieren weniger K_2.

Unsere Top 5 der Vitamin-K_1-haltigen Lebensmittel für Kinder

- Grünkohl
- Spinat
- Petersilie
- Rosenkohl
- Brokkoli

Der Bedarf eines 4- bis 7-jährigen Kindes liegt bei 20 µg Vitamin K pro Tag. (Leider wird hier nicht zwischen Vitamin K_1 und K_2 unterschieden.) Darüber können Sie den Tagesbedarf Ihres Kindes decken:

Bei omnivorer, vegetarischer und veganer Ernährung:

- 1 kleines Blatt Grünkohl oder
- 5–6 Blätter Babyspinat oder
- 1 EL frische Petersilie oder
- 3 kleine Rosenkohlköpfe oder
- 5 Brokkoli-Röschen

Unsere Top 5 der Vitamin-K_2-haltigen Lebensmittel für Kinder

- Natto (japanische fermentierte Sojabohnen)
- gereifter Gouda oder Edamer
- Rinderleber
- Kefir und Joghurt
- Sauerkraut

Darüber können Sie den Tagesbedarf Ihres Kindes decken:

Omnivore Ernährung:

- 60 g Rinderleber

Ovo-lacto-vegetarische Ernährung:

- 30 g gereifter Gouda oder Edamer

Vegane Ernährung:

- 1 TL Natto

Worin ist es noch enthalten?

Vitamin K_1 kommt in pflanzlicher Nahrung vor, am meisten ist es in grünem Blattgemüse vorhanden. Vitamin K_2 wird von unseren Bakterien im Darm hergestellt oder ist in Lebensmitteln enthalten, die K_2-bildende Bakterien enthalten. Für Veganer sind davon fermentierte Lebensmittel, wie Sauerkraut und Kimchi, zu empfehlen, für Vegetarier und sich omnivor ernährende Personen auch durch Bakterien gereifter Käse, »bakterienhaltige« Kuhmilch von Weidekühen und Weidemilchprodukte.

Calcium: der Schlüssel zu starken Knochen und Zähnen

Superquelle: Joghurt

Calcium ist der am häufigsten vorkommende Mineralstoff im menschlichen Körper (etwa 2 % unseres Körpergewichtes bestehen aus Calcium) und das fünfthäufigste Element unserer Erdkruste. Etwa 99 % des Calciums im Körper ist in unseren Knochen und Zähnen gespeichert, wo es für deren Festigkeit und

Struktur verantwortlich ist. Knochen darf man sich jedoch nicht als feste tote Materie vorstellen, Knochengewebe befindet sich ständig im Umbau. Je nach Belastung wird das Gewebe verdichtet oder abgebaut. Die verbleibenden 1% zirkulieren im Blut und in den Zellen und sind entscheidend für zahlreiche physiologische Prozesse (z. B. Reizübertragung in Nervenzellen und Muskelkontraktion).

Wofür ist der Nährstoff wichtig?

Insbesondere während der Knochenentwicklung und des Knochenwachstums (vor allem zwischen dem 1. und 18. Lebensjahr) ist es besonders wichtig, genügend Calcium aufzunehmen, wenn sich das Knochengewebe im Aufbau befindet. Die Calciumaufnahme im Kindes- und Adoleszenzalter ist entscheidend für die Höhe der sogenannten »peak bone mass«, also der maximalen Knochenmasse und somit auch für die Prävention einer Osteoporose (Knochenschwund) in hohem Alter.[16] Daneben ist Calcium auch für die Signalübertragung im Nervensystem und die Kontraktion der Muskeln notwendig. Fehlt es, kann es zu Muskelkrämpfen und Missempfindungen kommen (Tetanie der Hände, sogenannte Pfötchenstellung, die Finger lassen sich nicht mehr leicht strecken und verharren in der Beugung). Auch für die Blutgerinnung ist Calcium unerlässlich. Ohne ausreichend Calcium kann der Körper Schwierigkeiten haben, Blutungen zu stoppen, was natürlich auch im Kindesalter eine große Rolle spielt. Es empfiehlt sich, die Calciumaufnahme über den Tag zu verteilen, da sie dann höher ist, als wenn eine große Calciummenge auf einmal im Darm landet.

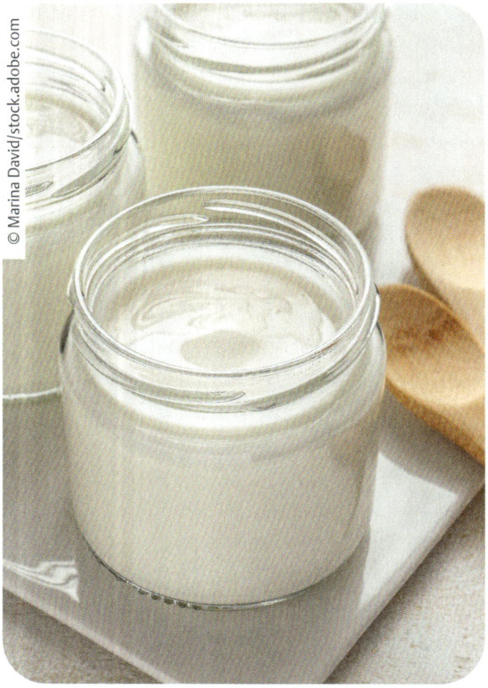

Wer hat einen besonderen Calcium-Bedarf?

Da sich Ihr Kind im Wachstum befindet, benötigt es unbedingt ausreichend Calcium, um den Knochenstoffwechsel in Gang zu halten. Die Wachstumsphasen bis zum 18. Lebensjahr sind entscheidend für den Aufbau einer ausreichenden Knochendichte, die im späteren Leben vor Knochenbrüchen und Osteoporose schützt.

Auch Sportler, besonders wenn sie intensives Gewichtstraining oder Ausdauersport betreiben, haben durch die erhöhte Muskelaktivität und die erhöhten Anforderungen an die Knochen einen erhöhten Bedarf. Zudem entstehen durch das vermehrte Schwitzen auch erhöhte Calciumverluste. Dies trifft bei Ihrem Kleinkind vermutlich noch nicht zu, ist aber möglicherweise für ältere Kinder und Jugendliche ganz interessant.

Falls Ihr Kind Cortison (u. a. bei rheumatischen Erkrankungen) einnehmen muss, kann die Calciumaufnahme gestört sein, sodass auch hier der Bedarf steigt. Das Gleiche gilt auch für Erkrankungen des Darmes (Zöliakie, Morbus Crohn, Colitis ulcerosa).

Merke Kinder oder Erwachsene, die sich vegan mithilfe der aktuell verfügbaren pflanzlichen Ersatzprodukte (vegane Milchalternativen, Wurst- und Fleischersatz) ernähren, laufen Gefahr, einen Calciummangel zu entwickeln. Hier empfiehlt es sich, auf Calciumzusatz in diesen Lebensmitteln zu achten.

Wie äußert sich ein Calcium-Mangel?

Ein Calciumdefizit in der Kindheit kann langfristig zu verschiedenen gesundheitlichen Problemen führen. Ganz besonders besteht die Gefahr schwacher Knochen: Eine unzureichende Calciumaufnahme während der Wachstumsphasen kann im Erwachsenenalter die Knochendichte beeinträchtigen und das Risiko für vermehrte Knochenbrüche (Osteoporose) erhöhen. Calcium ist auch für die Zahnentwicklung von Bedeutung. Ein Mangel an Calcium kann zu vermehrter Karies (aufgrund der undichten Zahnstruktur) und anderen Zahnproblemen führen.

Ein anhaltendes Calciumdefizit kann ferner zu Muskelkrämpfen, Zittern und allgemeinen Bewegungsstörungen führen.

Unsere Top 5 der calciumreichen Nahrungsmittel für Kinder

- Milchprodukte wie Joghurt, Quark, Käse
- Milch
- grünes Gemüse wie Brokkoli, Grünkohl und Rucola
- Mandeln
- Samen (Sesam-, Chiasamen)

Der Bedarf für ein 4- bis 7-jähriges Kind liegt bei 750 mg Calcium pro Tag. Darüber können Sie den Tagesbedarf Ihres Kindes decken:

Omnivore Ernährung:
- über den Tag verteilt 100 g Fisch, z. B. Lachs, 100 g Grünkohl, 2 Scheiben Vollkornbrot, 30 g Mandeln und 500 ml Mineralwasser

Ovo-lacto-vegetarische Ernährung:
- 100 ml Kuhmilch enthalten ca. 120 mg Calcium. Man benötigt für den Tagesbedarf also etwa 3 Gläser Milch à 200 ml. Oder über den Tag verteilt 1 Glas Milch (200 ml), 150 g Joghurt und 50 g Emmentaler Käse
- oder über den Tag verteilt 150 g Joghurt, 100 g Grünkohl, 25 g Sesam, 1 l Mineralwasser

Vegane Ernährung:
- 100 g Chiasamen enthalten unglaubliche 625 mg Calcium, ein Chiapudding mit 30 g Chiasamen und 200 ml mit Calcium angereichertem Pflanzendrink deckt einen großen Teil des Tagesbedarfs.
- Mandelmus ist ebenfalls super calciumreich und kann ergänzend als Topping auf Müslis, Chiapudding o. Ä. gegeben werden.
- über den Tag verteilt 100 g Brokkoli, 30 g Mandeln, 200 g gekochte weiße Bohnen, 100 g Tofu

Eisen: für Blutbildung und Sauerstoffversorgung

Superquellen: Hanfsamen, Rinderleber

Wofür ist der Nährstoff wichtig?

Das Spurenelement Eisen ist das wichtigste Metall für unseren Körper. Wir haben 3–5 g Eisen in uns (vergleichbar mit ungefähr 1–2 kleinen Nägeln). Die meisten wissen, dass es als zentraler Bestandteil unseres roten Blutfarbstoffes, dem Hämoglobin, für den Sauerstofftransport im Blut verantwortlich ist. Es transportiert also den eingeatmeten Sauerstoff zu den Zielzellen im Körper. Damit wird verständlich, dass wir bei einem Eisenmangel unter anderem unter Müdigkeit (zu wenig Sauerstoff im Gehirn) leiden.

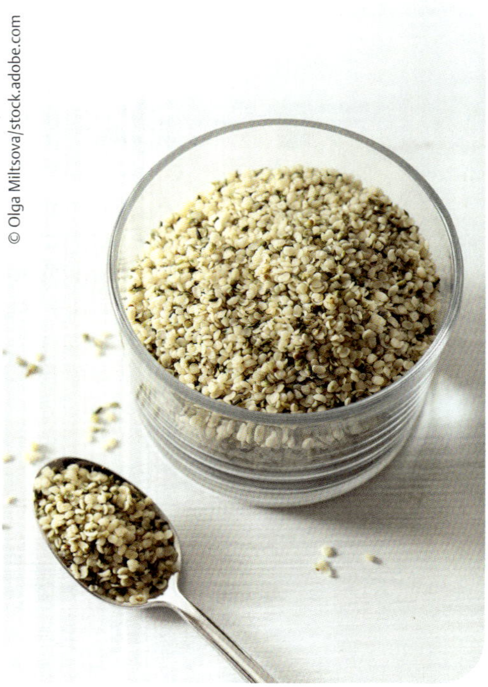

Aber Eisen ist insgesamt an 720 enzymatischen Prozessen im Körper beteiligt, u. a. an

- der Energiegewinnung (dem mitochondrialen Stoffwechsel)
- der DNA-Synthese
- der Synthese von Neurotransmittern im Gehirn (Serotonin, Dopamin, Noradrenalin), die für Gefühle wie Glück, Aufregung, Stress zuständig sind
- der Entgiftung von Fremdstoffen, wie Arzneimitteln, in der Leber

Mit anderen Worten: Ohne Eisen läuft gar nichts in unserem Körper! Ein Eisenmangel im Kindesalter ist nicht selten. Laut WHO haben sogar weltweit ca. 40 % der Kinder unter 5 Jahren eine Blutarmut durch Eisenmangel!

Sie wissen vielleicht, dass während der Schwangerschaft der Eisenbedarf erhöht ist, und viele Frauen substituieren in dieser Zeit Eisen, denn sie müssen ja nicht nur sich selbst, sondern auch das Kind mit roten Blutkörperchen versorgen. Kinder im Wachstum haben ebenfalls einen erhöhten Eisenbedarf, da die Wachstumsprozesse (z. B. Zellteilung) viel Eisen verbrauchen. Sollte bei Ihrem Kind eine chronische Entzündung vorliegen (z. B. chronische Mittelohrentzündung), ist der Bedarf ebenfalls erhöht, da im Rahmen der Entzündungsprozesse vermehrt Eisen verbraucht wird.

Wie äußert sich ein Eisenmangel?

Wenn Ihr Kind über längere Zeit hinweg unter Blässe, Kurzatmigkeit, Müdigkeit, Erschöpfung und Abgeschlagenheit leidet, sollten Sie dies dringend dem Kinderarzt oder der Kinderärztin mitteilen, dann wird bei einer Blutuntersuchung geprüft, ob noch ausreichend rote Blutkörperchen im Blut vorhanden sind. Denn sobald diese Warnzeichen vorliegen, ist der Eisenmangel höchstwahrscheinlich schon sehr stark ausgeprägt. Auch wenn Ihr Kind Lernschwierigkeiten oder Risse in den Mundwinkeln, spröde und trockene Haut hat, können dies erste Hinweise auf einen Eisenmangel sein.

In solchen Fällen empfehlen wir, ein kleines Blutbild anfertigen und die Laborwerte für Ferritin, den löslichen Transferrinrezeptor (sTfR) sowie die Transferrinsättigung bestimmen zu lassen. Zu beachten ist, dass Eisen in vielen Zellen verschiedenster Organe vorhanden ist, Ferritin jedoch lediglich in der Leber gespeichert wird. Ist der Ferritin-Wert, also das Speichereisen, zu niedrig, liegt bereits ein erheblicher Eisenmangel im Körper vor.

Worin ist Eisen enthalten?

Eisen ist in vielen Lebensmitteln enthalten. Vielfach ist die Meinung verbreitet, dass Fleisch mehr Eisen enthält als pflanzliche Lebensmittel. Aber das stimmt so nicht. Nur Innereien wie Leber enthalten deutlich mehr Eisen, nämlich ca. 18 mg/100 g im Vergleich zu ca. 0,9 mg/100 g bei Schweinefleisch. Allerdings ist die Aufnahmerate (Absorption) von Eisen aus tierischen und pflanzlichen Quellen sehr unterschiedlich. Hämeisen (oder zweiwertiges Eisen), das in tierischen Nahrungsmitteln enthalten ist, wird leichter aufgenommen als pflanzliches Eisen (dreiwertiges Eisen), da es direkt über die Darmzellen absorbiert werden kann, während dreiwertiges Eisen im Darm erst in zweiwertiges umgewandelt werden muss. Daher ist Eisen bei einer vegetarischen oder veganen Ernährung durchaus als potenziell kritischer Nährstoff einzustufen. Siehe dazu auch die Tabelle »Potenziell kritische Nährstoffe« (Seite 15).

Hätten Sie's gewusst? Das zweiwertige Eisen, wie es in Fleisch vorkommt, kann zusammen mit Milch oder Milchprodukten im Dünndarm unlösliche Komplexe (also Verbindungen) bilden, die nicht vom Körper aufgenommen und ausgeschieden werden. Daher sollte bei einer eisenhaltigen Mahlzeit auf Milchprodukte verzichtet werden. Verbessert wird die Eisenaufnahme indes durch den gleichzeitigen Verzehr von Vitamin-C-haltigen Nahrungsmitteln. Die Kombination von vitaminreichem Gemüse mit Fleisch oder Hülsenfrüchten ist also für die Eisenaufnahme ideal!

Das bedeutet allerdings nicht, dass pflanzliches Eisen per se schlechter resorbiert wird, wichtig ist, dass es mit geeigneten Nahrungsmitteln zusammen aufgenommen wird. In Hülsenfrüchten wie Linsen, Bohnen und Soja liegt ein Teil des Eisens auch in gut verfügbarer Form (Ferritin-Eisen) vor, deshalb gehören Hülsenfrüchte zur wichtigsten Eisenquelle bei einer pflanzenbasierten Ernährung.

In manchen Fällen muss Eisen auch bei Kindern substituiert werden. Am besten nimmt man das Eisenpräparat nicht täglich, sondern alle 2 Tage, und jeweils im Abstand von 2 Stunden zu den Mahlzeiten ein, da es dann am besten resorbiert wird. Leider berichten etwa 20 % der Menschen, die diese Präparate einnehmen, über Magen-Darm-Beschwerden, wie Magenschmerzen oder Blähungen. Besser verträglich ist Eisen aus pflanzlichen Quellen, etwa aus Hagebutten und Curryblättern, hier ist jedoch eine höhere Dosis erforderlich. Von einer prophylaktischen Einnahme oder einer in Eigenregie ist jedoch abzuraten, da das Spurenelement im Überschuss die gleichen negativen Effekte haben kann wie bei einem Mangel. Also bitte immer auf ärztlichen Rat hin handeln.

Unsere Top 5 der eisenreichen Lebensmittel für Kinder

- Hanfsamen
- Rinderleber
- Rindfleisch
- Haferflocken
- Beluga-Linsen

Der Bedarf für ein 4- bis 7-jähriges Kind liegt bei 7 mg pro Tag. Darüber können Sie den Tagesbedarf Ihres Kindes decken:

Omnivore Ernährung:

- 100 g Rinderleber (clever etwa in einem Steckrüben-Leber-Brei verarbeitet, schmeckt sie sogar Ihrem Kleinkind)

Ovo-lacto-vegetarische und vegane Ernährung:

- 120 g Hanfsamen oder
- 150 g Tofu (noch etwas eisenreicher ist Tempeh aufgrund der darin enthaltenen fermentierten Sojabohnen) oder
- ca. 150 g Haferflocken oder
- ca. 200 g Beluga-Linsen

Worin ist es noch enthalten?

Eisenreich sind außerdem Nüsse und Samen, z. B. Sesamsamen und Cashewkerne, sowie Getreide, z. B. Hirse, Vollkorngetreide, und Pseudogetreide, wie Amaranth, Buchweizen.

Jod: essenziell für Schilddrüse und geistige Entwicklung

Superquelle: jodiertes Speisesalz

Wofür ist der Nährstoff wichtig?

Jod ist ein essenzielles Spurenelement, das heißt, es muss dem Körper zugeführt werden, da er es nicht selbst herstellen kann. Es wird größtenteils in unserer Schilddrüse gespeichert und mit dem Urin wieder ausgeschieden. Jod ist für die Produktion der Schilddrüsenhormone Thyroxin (T4) und Triiodthyronin (T3), die das Wachstum und die Entwicklung beeinflussen, unerlässlich. Das Spurenelement beeinflusst zudem den Energiestoffwechsel, da es die Aktivität der Schilddrüsenhormone unterstützt, die wiederum eine zentrale Rolle bei der Regulierung des Grundumsatzes spielen. Jod trägt außerdem zur Aufrechterhaltung normaler kognitiver Funktionen bei. Studien haben gezeigt, dass ein Jodmangel mit einer verminderten geistigen Leistungsfähigkeit verbunden sein kann.

Jod ist vor allem während der Schwangerschaft und in den ersten Lebensjahren für die Entwicklung des Nervensystems des Fötus und des Säuglings unentbehrlich. Ein Mangel kann zu Entwicklungsstörungen führen. Da das Spurenelement für das Wachstum und die Entwicklung benötigt wird, ist es auch im Kindes- und Jugendalter von großer Bedeutung. Denn ein mäßiger bis schwerer Jodmangel bei Kindern kann zu einem niedrigeren IQ und verzögerten Wachstum führen.

Hätten Sie's gewusst? Im Mittelalter wurde hierzulande der Begriff bzw. die Diagnose »Kretinismus« geprägt. Damit beschrieb man

Besonderheiten der Schilddrüsenunter- und -überfunktion

Bei einer Schilddrüsenunterfunktion (Hypothyreose) produziert die Schilddrüse nicht genug Hormone, was oft durch Autoimmunerkrankungen wie Hashimoto-Thyreoiditis, eine Entzündung der Schilddrüse, oder eine vorausgegangene Schilddrüsenbehandlung bedingt ist. Es kann zu Symptomen wie Müdigkeit, Gewichtszunahme, Kälteintoleranz und Depressionen kommen. Bei einer Schilddrüsenüberfunktion (Hyperthyreose) indes kommt es zu einer Überaktivität der Schilddrüse und damit einer Überproduktion von Schilddrüsenhormonen, die oft durch die Autoimmunerkrankung Morbus Basedow bedingt ist. Gewichtsverlust, Nervosität, Herzrasen, Schwitzen und Wärmeintoleranz können zu den Symptomen gehören. In beiden Fällen wird meist eine lebenslange Hormonersatztherapie veranlasst, um wieder normale Hormonspiegel und Stoffwechselaktivitäten herzustellen. Sollte bei Ihrem Kind eine Schilddrüsenerkrankung vorliegen, sprechen Sie bitte mit der behandelnden Kinderärztin bzw. dem Kinderarzt.

kleinwüchsige, adipöse und mental entwicklungsverzögerte Kinder. Zurückzuführen waren diese Veränderungen auf einen Schilddrüsenhormonmangel, dessen Ursache in einem Jodmangel lag. Heutzutage wird bereits beim Neugeborenenscreening die Schilddrüse auf eine Unterfunktion (Hypothyreose) untersucht, um Mängel schnell auszugleichen. Dies verdeutlicht, wie essenziell eine gute Schilddrüsenfunktion und damit eine ausreichende Jodzufuhr für die geistige und körperliche Entwicklung unserer Kleinsten ist.

Wie kommt es zu einem Jodmangel?

Ein Jodmangel kann durch eine jodarme Ernährung entstehen, wenn z. B. auf jodiertes Speisesalz verzichtet und Produkte, in denen dieses verarbeitet ist, vermieden werden. Da Jod hauptsächlich in tierischen Produkten vorkommt, kann auch eine rein pflanzliche Ernährung (mit veganen Milchalternativen und Fleisch- und Wurstersatz) zu einem Jodmangel führen. Zu beachten ist, dass Meersalz oder Himalayasalz in der Regel kein Jod hinzugefügt wird.

Außerdem gibt es regionale Unterschiede des Jodgehalts im Boden, weshalb manche Gegenden als sogenannte Jodmangelgebiete ausgewiesen werden. In diesen Regionen kann es eher zu einem Mangel kommen, da die dort angebauten und erzeugten Lebensmittel sowie die daraus verarbeiteten Produkte zu wenig Jod enthalten. In Deutschland sind die Böden generell jodarm, sodass Deutschland als Jodmangelgebiet gilt. Daher wird Frauen hierzulande in der Schwangerschaft und Stillzeit eine präventive Substitution von 100 µg empfohlen (nach ärztlicher Absprache). Von einer Jodsupplementation ohne ärztliche Absprache ist unbedingt abzuraten, da eine Überdosierung zu einer Schilddrüsenüber- oder -unterfunktion führen kann. Aus den Höchstmengenvorschlägen für Jod in Lebensmitteln inklusive Nahrungsergänzungsmitteln des Bundesinstituts für Risikobewertung wird für 1- bis 14-jährige Kinder eine Dosis von maximal 200–450 µg pro Tag abgeleitet.[17]

Wie äußert sich ein Jodmangel?

Zunächst zeigen sich eher unspezifische Symptome wie

- Müdigkeit und Schwäche
- Gewichtszunahme
- Haarausfall
- Hautprobleme
- Entwicklungsverzögerungen bei Kindern

Bei einem starken Jodmangel kann es auch bei Kindern zur Kropfbildung (vergrößerte Schilddrüse) kommen. Wenn Sie das Gefühl haben, die Vorderseite des Halses ist bei Ihrem Kind vergrößert, Ihr Kind klagt oft über Müdigkeit und zeigt eventuell eine Leistungsschwäche, holen Sie dringend ärztlichen Rat ein.

Unsere Top 5 jodreichen Lebensmittel für Kinder

- jodiertes Speisesalz
- Milch
- Milchprodukte (Käse wie Feta oder Hartkäse, Joghurt)
- Eier
- Fisch und Meeresfrüchte (Kabeljau, Garnelen, Miesmuscheln)

Der Bedarf für ein 4- bis 7-jähriges Kind liegt bei 120 µg Jod pro Tag. Für alle Ernährungsweisen empfiehlt sich die Verwendung von jodiertem Speisesalz beim Kochen und Backen (allerdings in Maßen, d. h. maximal 2 g pro Person pro Tag). Da jedoch 5 g jodiertes Speisesalz (entspricht ca. 1 gestrichenen TL) ca. 100 µg Jod enthält, lässt sich der Jodbedarf mit der von der WHO empfohlenen Salzzufuhr für Kinder nicht alleinig decken.

Darüber können Sie den Tagesbedarf Ihres Kindes decken:

Omnivore Ernährung:

- 100 g Kabeljau, Seelachs oder Meeresfrüchte, möglichst aus zertifizierter Züchtung bzw. nachhaltigem Fang

Ovo-lacto-vegetarische Ernährung:

- Eier (30 µg Jod pro Ei) und
- 100 g Joghurt (30 µg Jod) und
- 120 g Feta (60 µg Jod)

Vegane Ernährung: Bei veganer Ernährung ist es ohne Verwendung von jodiertem Speisesalz nicht möglich, auf die empfohlene Jodmenge zu kommen, es sei denn, Sie substituieren bei Ihrem Kind mit Algenprodukten. Allerdings enthalten diese oft schwankende oder übermäßige Mengen an Jod und können daher eine gesundheitliche Gefährdung darstellen.[18] Deshalb können wir sie nur empfehlen, wenn sie eindeutige Angaben zum Jodgehalt in der Nährwerttabelle und zur Tageshöchstdosis enthalten. Besser greift man hier auf standardisierte Nahrungsergänzungsmittel zurück. Doch keine Angst, wenn Ihr Kind ab und zu gerne Sushi isst, stellt das bei gelegentlichem Verzehr keine Gefahr dar.

Merke Sogenannte goitrogene Substanzen in bestimmten Lebensmitteln können die Jodaufnahme aus der Nahrung hemmen und somit einen Jodmangel begünstigen. Dazu gehören u. a. viele Kohlsorten, Soja, Hirse und Nüsse, wie z. B. Walnüsse.[19] Jodreiche Speisen sollten daher am besten in zeitlichem Abstand von ca. 2 Stunden zu den genannten Nahrungsmitteln konsumiert werden, wenn auf eine bewusste Jodzufuhr geachtet werden muss.

Magnesium: wichtig für Muskel- und Nervenfunktion

Superquelle: Kürbiskerne

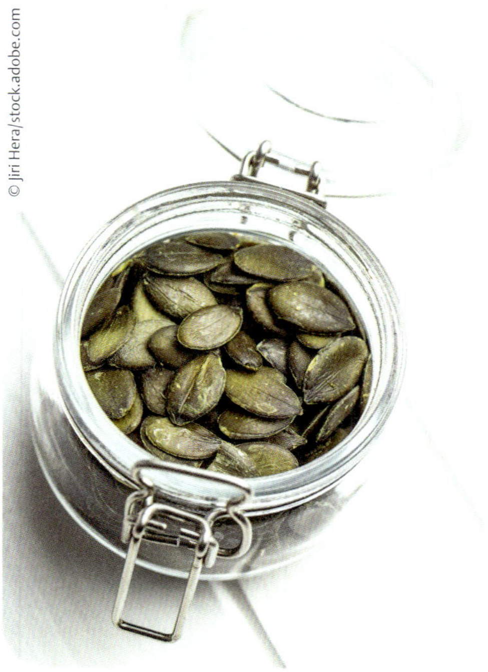

Wofür ist der Nährstoff wichtig?

Magnesium ist ein wichtiger Mineralstoff in unserem Körper, der die Reize unserer Muskelzellen am Herzen, in unseren Blutgefäßen und in unserem Darm reguliert. Magnesium kann man sich als »Wächter« der Reizübertragung an Muskel- und Nervenzellen vorstellen. Es wird im ganzen Körper gebraucht, weil es ein Cofaktor von mehr als 600 Enzymen ist und unseren Energiestoffwechsel sowie die Aufnahme von Calcium, Natrium und Kalium in die Zellen beeinflusst. Zudem ist Magnesium an der Aktivierung von Vitamin D beteiligt und spielt somit eine wichtige Rolle für den Knochenstoffwechsel. Daher brauchen unsere Kleinsten Magnesium ganz besonders für ihre Knochengesundheit, weil es Bestandteil unserer Knochensubstanz ist und die Knochenneubildung fördert.

Wie äußert sich ein Magnesiummangel?

Ein schwerer Magnesiummangel ist bei Kindern hierzulande zum Glück selten. Ursache eines chronischen Magnesiummangels ist fast immer eine gestörte Aufnahme über den Darm, also bei chronischen Durchfällen oder chronisch entzündlichen Darmerkrankungen. Seltener im Kindesalter kommt es zu einer erhöhten Ausscheidung von Magnesium über die Niere, z. B. wenn ein herzkrankes Kind Diuretika einnehmen muss. Aber auch jugendliche Mädchen, die die Pille nehmen, können betroffen sein. (Die Antibabypille ist ein »Nährstoff-Räuber«, da sie dazu führt, dass einige Nährstoffe schlechter aufgenommen und vermehrt über den Urin ausgeschieden werden.) Ursache eines akuten Magnesiummangels kann zudem vermehrtes Schwitzen, z. B. bei intensiver sportlicher Betätigung, sein, was bei den Kleinsten jedoch eher selten vorkommen sollte.

Ein mäßiger Magnesiummangel kann zu einer verlangsamten Darmtätigkeit und Verstopfung sowie zu Müdigkeit und allgemeiner Schwäche führen. Ein schwerer Magnesiummangel kann Muskelkrämpfe oder Verspannungen, Taubheitsgefühle in den Armen oder Beinen (z. B. typischerweise morgendliches »Kribbeln in den Fingern«) und im schlimmsten Fall Herzrhythmusstörungen hervorrufen.

Unsere Top 5 der magnesiumreichen Lebensmittel für Kinder

- Kürbiskerne
- Mandeln
- Kakao
- schwarze Bohnen
- Bananen

Der Bedarf für ein 4- bis 7-jähriges Kind liegt bei ca. 200 mg pro Tag. Darüber können Sie den Tagesbedarf Ihres Kindes decken:

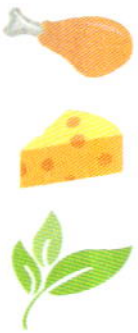

Bei omnivorer, vegetarischer und veganer Ernährung:

- 1–2 Handvoll Kürbiskerne oder
- 2 Handvoll Mandeln oder
- 35 g reines Kakaopulver (oder 80 g dunkle Schokolade) oder
- 120 g schwarze Bohnen aus der Dose (auch gut beim Kuchenbacken zu verwenden!)

Auch Bananen enthalten Magnesium, um den Tagesbedarf zu decken, müsste Ihr Kind jedoch eine größere Menge (ca. 4 Stück) verzehren, weshalb wir Bananen nur als Ergänzung empfehlen.

Worin ist es noch enthalten?

Die mit Abstand besten Magnesiumlieferanten sind Mandeln und Kürbiskerne. Wir empfehlen daher für eine ausreichende Magnesiumzufuhr ein Mandel-Nuss-Mus als Brotaufstrich oder als Beigabe ins Müsli oder in den Porridge. Außerdem enthalten Hülsenfrüchte wie Erbsen, Linsen und Bohnen sowie Vollkorngetreide und entsprechende Produkte daraus Magnesium.

Omega-3-Fettsäuren: für Gehirn und Konzentration

Superquelle: Algenöl

Was sind eigentlich Omega-3-Fettsäuren?

Fett im Allgemeinen ist ein essenzieller Energielieferant. Daneben dient es als Baustoff für Zellmembranen und ermöglicht die Aufnahme fettlöslicher Vitamine (A, D, E und K). Die unterschiedlichen Fette spielen außerdem eine Schlüsselrolle bei der Hormonproduktion, dem Schutz der Organe und der Wärmeregulierung des Körpers. Es gibt viele verschiedene Fette, man beschreibt sie auch als Fettsäuren. Sie können ganz grob in gesättigte, einfach oder mehrfach ungesättigte sowie Transfettsäuren unterteilt werden (siehe dazu die Tabelle »Unterschiedliche Arten von Fettsäuren«, Seite 69).

Mehrfach ungesättigt heißt also nicht gleich gut, wie es so oft in der Werbung suggeriert wird. Die Omega-6-Fettsäuren wirken eher entzündungsfördernd, Omega-3-Fettsäuren eher entzündungshemmend, indem sie entzündungsfördernde Stoffe wie die proentzündliche Arachidonsäure aus der Gruppe der Omega-6-Fettsäuren reduzieren. Diese gehören zur Gruppe der essenziellen Fettsäuren, die der Körper nicht selbst herstellen kann und die deshalb mit der Nahrung aufgenommen werden müssen. Da sie auch kaum im Körper gespeichert werden können, ist eine kontinuierliche Zufuhr wichtig. Es kommt also auf das richtige Verhältnis von »guten« und »schlechten« Fettsäuren an. Die DGE empfiehlt ein Verhältnis von Omega-6- zu Omega-3-Fettsäuren von höchstens 5:1, idealerweise sogar 2:1. Die westliche Ernährung enthält oft ein unausgewogenes Verhältnis von bis zu 20:1, da häufig

Omega-6-reiche Öle wie Sonnenblumen- oder Maiskeimöl verwendet werden. Für eine gesunde Ernährung sollte das Verhältnis der Fettsäuren ausgeglichen werden. Das bedeutet:

- die Omega-6-Zufuhr zu reduzieren und dafür z. B. weniger Sonnenblumen- und Maiskeimöl zu verwenden sowie
- die Omega-3-Zufuhr zu erhöhen und z. B. Leinöl, Chiasamen, Walnüsse, fetten Fisch oder Algenöl zu verwenden.

Die antientzündliche Omega-3-Fettsäure ALA (Alpha-Linolensäure) kann von unserem Körper zu einem geringen Prozentsatz (ca. 5 %) in die beiden Omega-3-Fettsäuren DHA und EPA umgewandelt werden. DHA ist Bestandteil von Biomembranen unserer Körperzellen und hat damit Bedeutung für unsere Gehirn- und Sehfunktion. EPA wirkt sich unter anderem positiv auf Blutdruck, Immunsystem und Entzündungsreaktionen im Körper aus.

Wofür ist der Nährstoff wichtig?

Kinder und Jugendliche in Wachstumsphasen sowie Schwangere und Stillende brauchen für eine gesunde Entwicklung des Gehirns und der Augen eine höhere Zufuhr an Omega-3-Fettsäuren, da jede Zellwand und die Isolierschicht der Nervenzellen aus Fettsäuren bestehen. Im Kleinkindalter ist der Bedarf besonders hoch. Auch für die psychische Gesundheit sind sie wichtig. Studien haben gezeigt, dass Omega-3-Fettsäuren erfolgreich bei der Behandlung und sogar Prävention einer Depression im Kindes- und Jugendalter wirken.[20] Außerdem gibt es Hinweise darauf, dass damit ADHS behandelt werden kann.[21]

Sie unterstützen außerdem das Immunsystem bei der Abwehr von Entzündungen. Beides hilft dabei, das Risiko von Krankheiten mit chronischer Entzündung, wie zum Beispiel Asthma und Allergien, bei Ihrem Kind zu senken.[22]

Ferner wirken sie positiv auf Herz und Gefäße und schützen das Herz-Kreislauf-System. Sie haben eine ausgleichende Wirkung auf unseren Cholesterinhaushalt, weil das »schlechte« Cholesterin LDL durch Omega-3-Fettsäuren leicht gesenkt wird. Zudem wirken sie gefäßerweiternd, senken also langfristig den Blutdruck. Schon im Kindesalter ist Gefäßschutz wichtig und kann bestenfalls später im höhe-

Unterschiedliche Arten von Fettsäuren

Gesättigte Fettsäuren	Einfach ungesättigte Fettsäuren	Trans-Fettsäuren (mehrfach ungesättigt)	Mehrfach ungesättigte Fettsäuren	
tierische Fette	pflanzliche Fette	industriell hergestellte Fette	Omega 6 »proentzündlich« = Linolsäure	Omega 3 »antientzündlich«
in Butter, Käse, Sahne, Fleisch	überwiegend in Rapsöl, Olivenöl	entstehen durch industrielle Verarbeitung (Fetthärtung) und starkes Erhitzen	z. B. in Sonnenblumenöl, Kürbiskernöl, Walnussöl, Traubenkernöl	ALA (Alpha-Linolensäure), in Leinöl, Walnussöl (Vorstufe von DHA und EPA) DHA (Docosahexaensäure) und EPA (Eicosapentaensäure) in fettem Seefisch und Algen

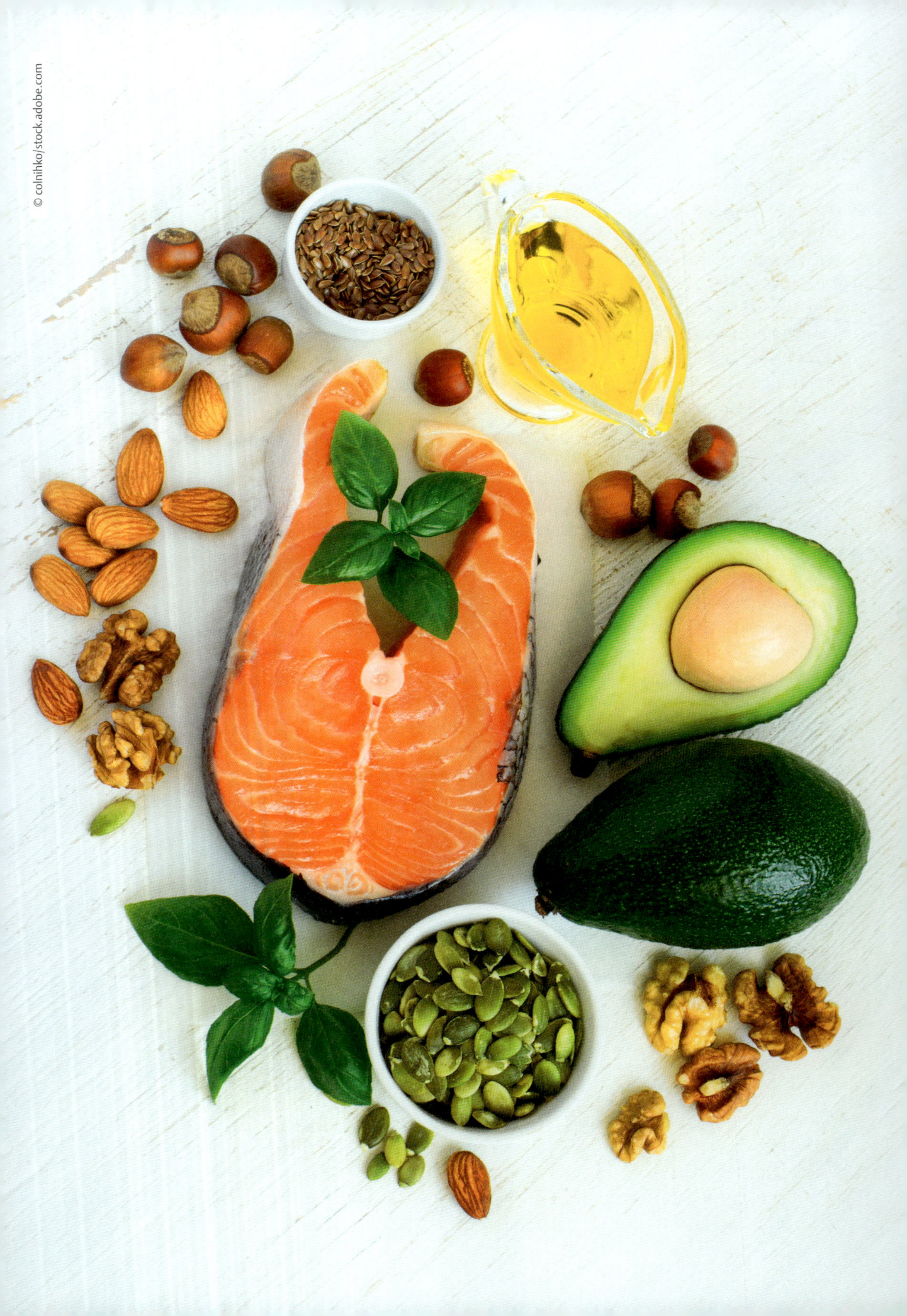

ren Alter Ereignissen wie Herzinfarkten und Schlaganfällen vorbeugen.[23]

Wie äußert sich ein Mangel an Omega-3-Fettsäuren?

Symptome bei niedrigen Omega-3-Spiegeln können trockene Haut, müde Augen, Erschöpfung und eine verminderte Konzentrationsfähigkeit sein.

Wie kommt es zu einem Mangel?

Ein Mangel an den Omega-3-Fettsäuren DHA und EPA ist in Deutschland leider fast die Regel. Dies liegt an zu wenig fettem Hochseefisch auf unserem Speiseplan. Nur Familien, die direkt am Meer wohnen und sich regelmäßig von Seefisch ernähren, können den Bedarf wirklich decken. Leider enthält Fisch aus Züchtung nur wenig Omega-3-Fettsäuren.

Bei veganer Ernährung ohne Fisch- und Meeresfrüchte ist Eisen ein kritischer Nährstoff (siehe dazu auch die Tabelle »Potenziell kritische Nährstoffe bei verschiedenen Ernährungsformen«, Seite 15). Der Bedarf an ALA kann dann über Leinsamen, Chiasamen und Nüsse sowie deren Öle (Walnuss-, Raps- oder Leinöl) gut gedeckt werden. Diese enthalten aber kaum die langkettigen Fettsäuren DHA und EPA, und die Umwandlungsrate von ALA zu DHA und EPA ist mit nur etwa 5 % sehr gering. Ein Mangel an DHA und EPA ist bei veganer Ernährung demnach häufig und sollte durch ein hochwertiges Algenöl ausgeglichen werden.

Worin sind Omega-3-Fettsäuren enthalten?

Pflanzliche Quellen für die Omega-3-Fettsäure ALA sind Leinsamen, Chiasamen und Walnüsse sowie insbesondere die daraus gewonnenen Öle. Diese sollten idealerweise mit Vitamin-E-reichen Lebensmitteln (z. B. Weizenkeimen, Haselnüssen, Mandeln) kombiniert werden, um die Aufnahme zu erhöhen.

Die wichtigen Omega-3-Fettsäuren DHA und EPA sind vor allem in Seefisch und Algen zu finden. Mäßige Mengen kommen auch in den fettarmen Salzwasserfischen wie Seelachs, Seehecht, Scholle, Rotbarsch oder Kabeljau vor, diese liefern zwischen 280–840 mg EPA und DHA pro 100 g Fisch. Reich an langkettigen Omega-3-Fettsäuren sind hingegen echter Hochsee-Lachs, Makrele und Hering. 100 g Hering liefert knapp 3000 mg EPA und DHA, echter Hochsee-Lachs immerhin auch über 1000 mg pro 100 g. Allerdings sollte die Belastung von Fisch mit Schwermetallen, wie beispielsweise Quecksilber, berücksichtigt werden. Frauen in Schwangerschaft und Stillzeit sollten den Verzehr von besonders belasteten Fischarten, also von Thunfisch, Schwertfisch, Kabeljau, Weißfisch, Hecht und Seehecht, einschränken.

Die DGE empfiehlt, 1–2 × pro Woche Fisch zu verzehren, um den Bedarf an langkettigen Omega-3-Fettsäuren zu decken. Idealerweise kann dafür 1 × wöchentlich fettarmer Fisch (z. B. Scholle) und 1 × wöchentlich fettreicher Fisch (z. B. Lachs) auf den Tisch kommen.

Merke Obwohl die DGE 1–2 Fischmahlzeiten pro Woche empfiehlt, gibt es auch eindeutige Gründe, die für die alternative Versorgung mit Omega-3-Fettsäuren über ein Algenöl sprechen: Schwermetallbelastung, Ökobilanz, Tierwohl und auch der Kostenpunkt sind beim Öl günstiger. Dafür enthält ein Fisch natürlich weitere wichtige Mikronährstoffe wie Jod und Selen.

Unsere Top 5 der Lebensmittel mit Omega-3-Fettsäuren für Kinder

- Algenöl (DHA, EPA)
- echter Lachs (DHA, EPA)
- Leinsamen (ALA)
- Chiasamen (ALA)
- Walnüsse (ALA)

Für ein 4- bis 7-jähriges Kind empfiehlt die DGE, dass 0,5 % der täglichen Energiezufuhr aus Alpha-Linolensäure (ALA), einer Omega-3-Fettsäure, stammen sollten. Bei einer durchschnittlichen Energieaufnahme von 1500 Kilokalorien pro Tag entspricht dies etwa 800 mg ALA täglich.

Zusätzlich empfiehlt die Europäische Behörde für Lebensmittelsicherheit (EFSA) für Kinder zwischen 2 und 12 Jahren eine tägliche Aufnahme von 250 mg DHA und EPA zur Sicherung einer normalen Gehirn- und Herzfunktion sowie der Sehkraft.

DHA/EPA

Darüber können Sie den Tagesbedarf Ihres Kindes decken:

Omnivore Ernährung:

- 100 g Seelachs (Pollack) oder
- ca. 100 g echter Lachs, dieser deckt fast den ganzen Wochenbedarf eines Kindes

Vegetarische und vegane Ernährung:

¼ TL Schizochytrium-Algenöl (je nach Hersteller); wichtig: das Öl sollte immer frisch sein, am besten aus Algen und Omega-safe kalt-gepresst. Als Zusatz kann Weizenkeimöl vor Oxidation schützen. Vertrauen Sie Ihren Sinnen: Riecht das Öl angenehm, nicht fischig? Fischöle, die nicht frisch gepresst wurden, erkennt man an dem ranzigen Fischgeruch, oder man merkt es bei Kapseln durch übelriechendes Aufstoßen. Außerdem sollte man beim Kauf auf ein zertifiziertes Produkt, bei dem die Konzentration an DHA/EPA ausgewiesen ist, achten.

Eine Substitution sollte aufgrund potenzieller Risiken immer mit einem Arzt oder einer Ärztin abgesprochen werden. Falls eine Substitution sinnvoll erscheint, empfehlen wir Omega-safe-patentierte Präparate. Für Kinder sind unserer Erfahrung nach Algenpräparate meist bekömmlicher als Fischölpräparate. Diese sind in Tropfenform oder als Kaugeleedrops erhältlich.

ALA

Darüber können Sie den Tagesbedarf Ihres Kindes decken:

Für alle Ernährungsformen:

- ca. 20 g (oder 4 TL) Lein- oder Chiasamen oder ½ TL Leinöl oder
- 1–2 Walnusskerne

Selen: wichtig für Zellschutz und die Schilddrüsenfunktion

Superquelle: Thunfisch

Selen ist ein essenzielles Spurenelement. Das bedeutet, dass wir Selen nicht selbst im Körper herstellen können, sondern es mit der Nahrung aufnehmen müssen. Das Problem: Deutschland und weite Teile Europas haben sehr selenarme Böden, sodass leider auch unser regional angebautes Obst und Gemüse dementsprechend selenarm ist. Dies ist beispielsweise in Nordamerika und Kanada ganz anders, dort ist in der Bevölkerung ein Selenmangel dadurch viel seltener als bei uns.

Wofür ist der Nährstoff wichtig?

Selen spielt eine entscheidende Rolle für die menschliche Gesundheit, weil es integraler Bestandteil mehrerer wichtiger Enzyme und Proteine ist. Diese Proteine tragen zu einer Vielzahl von körperlichen Funktionen bei:

- Aufrechterhaltung der Immunfunktion
- Regulierung der Schilddrüsenfunktion
- Schutz der Zellen vor oxidativem Stress durch Neutralisierung freier Radikale

Für Kinder im Wachstum ist insbesondere die Schilddrüsenfunktion von essenzieller Bedeutung, weil die von ihr produzierten Schilddrüsenhormone in fast jeder Zelle des Körpers eine wichtige Rolle spielen. Selen brauchen wir zur Umwandlung des Vorstoffs fT4 zum aktiven Hormon fT3. Schilddrüsenhormone sind unerlässlich für eine normale Gehirnentwicklung. Das bedeutet, dass eine durch Selenmangel ausgelöste Schilddrüsenunterfunktion zu Wachstums- und Entwicklungsverzögerungen und verminderter Intelligenz führen.

Außerdem – und diese Info ist nun weniger für Ihr Kind, sondern eher für Sie als Eltern wichtig, falls weiterer Nachwuchs geplant ist – ist Selen ein wichtiger Baustein für die Spermienproduktion und somit insgesamt für die Fruchtbarkeit von Mann und Frau wichtig.

Wann gibt es einen Mangel?

In Europa ist ein Selenmangel verbreitet, da wir sehr selenarme Böden haben und entsprechend eine geringe Nährstoffdichte in unserem heimischen Gemüse. Ein schwerer Selenmangel ist in unseren Breitengraden zum Glück selten. Ein Risiko für eine Selenunterversorgung besteht in der Regel nur bei Krankheiten mit verringerter Verwertung oder vermehrtem Verlust von Selen, so z. B. bei chronisch entzündlichen Darmkrankheiten, Mukoviszidose oder Niereninsuffizienz. Selen wird im Körper hauptsächlich in der Leber, in den Nieren und im Muskelgewebe gespeichert, aber nur in geringen Mengen, sodass wir auf eine regelmäßige Zufuhr angewiesen sind. Bei vegetarischer oder veganer Ernährung gilt es jedoch als potenziell kritischer Nährstoff, siehe dazu auch die Tabelle »Potenziell kritische Nährstoffe bei verschiedenen Ernährungsformen« (Seite 15).

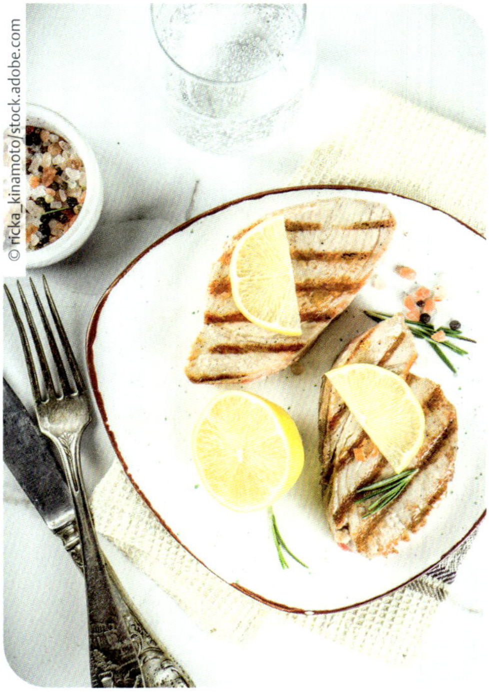

Unsere Top 5 der selenreichen Lebensmittel für Kinder

- Thunfisch
- Garnelen
- Sonnenblumenkerne
- Haferflocken
- Cashewnüsse

Der Bedarf für ein 4- bis 7-jähriges Kind liegt bei 20 µg pro Tag. Darüber können Sie den Tagesbedarf Ihres Kindes decken:

Omnivore Ernährung:

- 25 g Thunfisch (frisch oder abgetropft aus der Dose) oder
- ca. 4 mittelgroße Garnelen

(Aus ökologischen Gründen sollten diese aus bio-zertifizierter Aquakultur stammen und nicht häufiger als 1–2 × pro Woche verzehrt werden.)

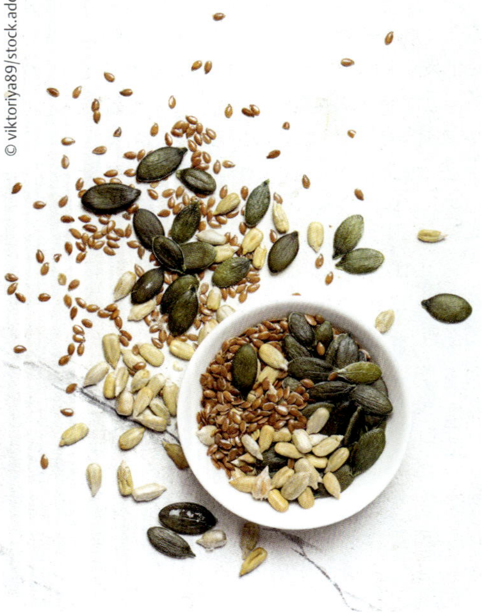

Vegetarische und vegane Ernährung:

- 1 Handvoll Sonnenblumenkerne oder
- ca. 200 g Haferflocken

Tipp Kochen Sie mit Ihrem Kind Vollkornnudeln mit selbst gemachtem Pesto und verwenden Sie im Pesto Sonnenblumenkerne!

Worin ist es noch enthalten?

Selen kommt in der Nahrung oft proteingebunden vor, sodass eiweißreiche Nahrungsmittel oft mehr Selen enthalten als andere. Folgende Lebensmittel enthalten Selen:

- Rindfleisch, Seefisch, Meeresfrüchte (wenn möglich aus ökologischer Züchtung)
- Eier
- Hülsenfrüchte: Linsen oder Kichererbsen
- Gemüse: Pilze, Paprika, Spargel und Kohlgemüse.

Merke Paranüsse enthalten zwar sehr viel Selen, das Bundesamt für Strahlenschutz (BfS) warnt allerdings bei Paranüssen vor einer besonders hohen radioaktiven Belastung im Vergleich zu anderen Lebensmitteln. Kinder sollten laut BfS daher vorsorglich auf den Verzehr von Paranüssen verzichten.

Zink: fördert die Wundheilung und stärkt das Immunsystem

Superquelle: Saaten

Zink ist ein wichtiges Spurenelement, das wir mit der Nahrung aufnehmen müssen. Wir können es auch nicht im Körper speichern, daher muss es kontinuierlich, d. h. am besten täglich zugeführt werden.

Wofür ist der Nährstoff wichtig?

Die meisten kennen Zink wohl als kleinen Helfer unseres Immunsystems (neben Vitamin C). Es wirkt tatsächlich wie ein Aktivitäts-Booster für viele unserer Abwehrzellen und stärkt mit den Zellmembranen den Schutzschild unserer Schleimhäute. Außerdem unterstützt es die Barrierefunktion der Haut (es hilft bei der Kollagensynthese, einem wichtigen Bindeglied, das die Haut elastisch macht) und sorgt etwa dafür, dass die Schürfwunden Ihrer Kleinsten wieder verheilen. Die Wichtigkeit von Zink als Baustein für unsere Hautgesundheit wird deutlich, wenn Ihr Kind einmal eine kleine Wunde oder eine Windeldermatitis hat. Dann werden gerne Cremes mit Zinkoxid verwendet. Zink ist wichtig für unsere Wundheilung und hat hier auch antiinflammatorische Effekte.

Ferner ist Zink ein Cofaktor für über 300 Stoffwechselvorgänge im Körper, weshalb eine regelmäßige Zufuhr auch und vor allem für unsere Kinder wichtig ist, insbesondere in den ersten 5 Lebensjahren. So können ein gesundes Längenwachstum, eine gute Wundheilung, eine normale Verstoffwechslung von Zucker (Glukosetoleranz) und ein intaktes Immunsystem gesichert werden. Studien zeigen, dass bei einer prophylaktischen Gabe von Zink Kinder unter 5 Jahren seltener unter Durchfallerkrankungen und respiratorischen Infekten leiden.[24]

Sollten dennoch Infekte oder Verletzungen auftreten, haben Kinder einen höheren Bedarf an Zink, wir als Eltern können es also sehr gezielt einsetzen. In solchen Fällen, insbesondere wenn die Nahrungsaufnahme aufgrund von Fieber reduziert ist, darf man ruhig auch mal zu einem Nahrungsergänzungsmittel mit Vitamin C und Zink greifen. Achten Sie also schon bei Ihren Kleinsten auf eine ausreichende Zinkzufuhr. Sollten gehäuft Hautinfekte auftreten, kann im Einzelfall eine Blutentnahme erforderlich sein. Zink kann auch in Tropfenform substituiert werden.

Wie äußert sich ein Zinkmangel?

Ein chronischer Zinkmangel kann negative Auswirkungen auf das Längenwachstum von Kindern haben, vor allem im Alter von 1–4 Jahren, wenn Kinder durchschnittlich um 10 cm wachsen. Ein schwerer Zinkmangel kommt zum Glück selten vor, leichte Mängel sehen wir aber in der Praxis immer wieder. Auch gehäufte Infekte, Hautekzeme, Durchfälle und Wundheilungsstörungen können einen Zinkmangel anzeigen, in seltenen Fällen auch Probleme der Wahrnehmung und des Erinnerungsvermögens.

Interessanterweise sieht man einerseits bei Kindern aus sozial schwachen Verhältnissen sowie aus Ländern mit Mangelernährung häufig einen Zinkmangel. Andererseits gibt es Familien, die ihre Kinder sehr bewusst und gesund ernähren wollen, dabei aber unbeabsichtigt einen Zinkmangel provozieren, weil sie zusammen mit Zink viele Phytate aufnehmen (mehr dazu im Abschnitt »Folgende Stoffe bremsen die Zinkaufnahme«, Seite 77). Außerdem ist Zink bei veganer Ernährung ein potenziell kritischer Nährstoff, siehe dazu auch die Tabelle »Potenziell kritische Nährstoffe bei verschiedenen Ernährungsformen« (Seite 15).

Ferner sehen wir manchmal bei Kindern mit viel emotionalem Stress einen Zinkmangel. Zink scheint also ein Spurenelement zu sein, das unter Stress einen hohen Verbrauch hat. Auch junge Mädchen, die die Antibabypille nehmen, haben häufiger einen Zinkmangel

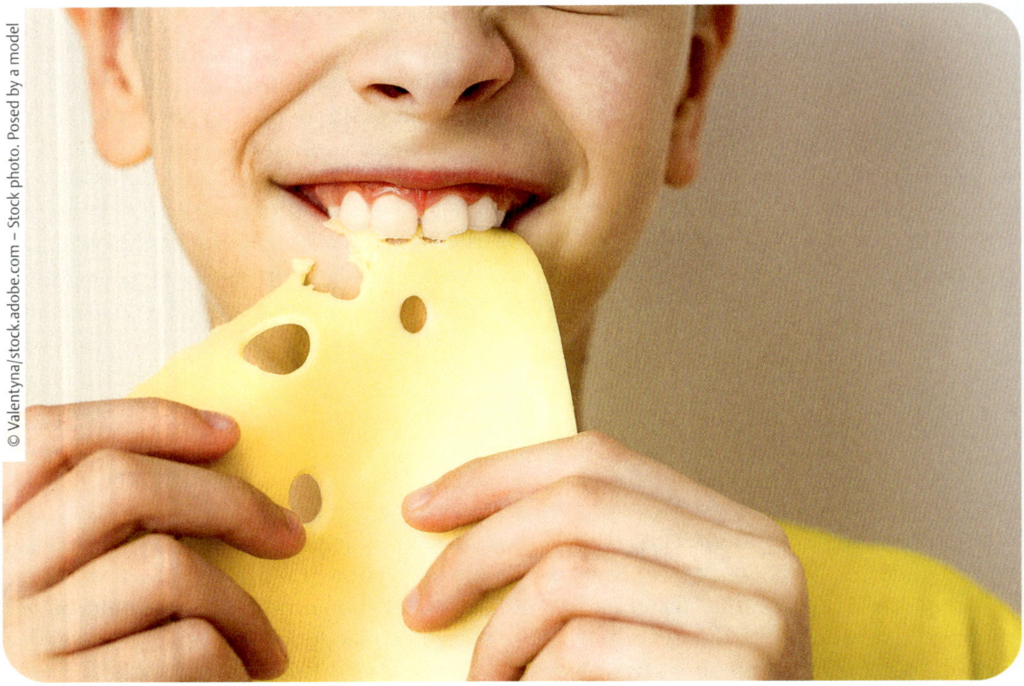

© Valentyna/stock.adobe.com – Stock photo. Posed by a model

und sollten zusätzlich zur Einnahme von B-Vitaminen auch auf eine zinkreiche Ernährung oder gar eine Substitution setzen. Was dabei wichtig ist: Die klassischen Nahrungsergänzungsmittel »von A bis Zink« berücksichtigen kaum die Interaktionen der einzelnen Nährstoffe. Wird Zink in Kombination mit Eisen gegeben, behindern sich die beiden in der Aufnahme.

Unsere Top 5 der zinkreichen Lebensmittel für Kinder

- Kürbiskerne
- Weizenkleie
- Sesamsamen
- Rindfleisch
- gereifter Käse

Der Bedarf für ein 4- bis 7-jähriges Kind liegt bei 4 mg Zink pro Tag. Darüber können Sie den Tagesbedarf Ihres Kindes decken:

Omnivore Ernährung:

- ca. 65 g Rinderhackfleisch oder Rinderfilet oder
- 65 g Innereien (schmecken etwa in einem Steckrüben-Leber-Brei selbst den Kleinsten)

Ovo-lacto-vegetarische Ernährung:

- ca. 50 g gereifter Käse, z. B. Emmentaler und 20 g Kürbiskerne

Vegane Ernährung:

- 30 g Weizenkleie oder
- 50 g Kürbiskerne oder
- 50 g Sesamsamen

Worin ist es noch enthalten?

Auch folgende Lebensmittel enthalten Zink:

- Garnelen; es sollten aus ökologischen Gründen allerdings nur solche aus zertifizierter Herkunft und auch eher selten verzehrt werden.
- Eier, Kuhmilch und Quark
- Sonnenblumenkerne, Haferflocken, Vollkornnudeln, Vollkornbrot, gekochter Wildreis und Hummus aus Kichererbsen

Merke Bei einer hohen Phytatzufuhr, z.B. über Vollkorngetreide, Hülsenfrüchte wie Kichererbsen, Linsen und Soja, wird nur etwa die Hälfte des Zinks aus dem Nahrungsbrei aufgenommen. Da diese Lebensmittel aber relativ viel Zink enthalten, fällt die Bilanz dennoch leicht positiv aus. Für die Zinkaufnahme aus dem Darm ist es günstig, wenn man die entsprechenden Lebensmittel zuvor keimen oder fermentieren lässt (etwa bei Sauerteig).

Folgende Stoffe bremsen die Zinkaufnahme:

- Phytate binden Zink im Darm, sodass es ausgeschieden wird, z.B. in Getreide und Hülsenfrüchten
- Phosphate, z.B. in Wurst, Schmelzkäse, Cola und Fertiggerichten
- Tannine und Koffein, z.B. in Wein, grünem und schwarzem Tee sowie Kaffee (dies betrifft Ihr Kind hoffentlich nicht)

Folgende Stoffe fördern die Zinkaufnahme:

- bestimmte Aminosäuren (z.B. Cystein, Histidin) tierischen Ursprungs, etwa in Fleisch, Fisch, Eiern, Milchprodukten, sowie pflanzlichen Ursprungs, etwa in Getreide, Hülsenfrüchten sowie Nüssen und Saaten; eine ausreichende Proteinzufuhr ist also wichtig für die Aufnahme von Zink
- Ballaststoffe, die wegen ihrer guten Wirkung auf das Darmmikrobiom auch Präbiotika genannt werden, etwa in Chicorée, Topinambur und Zwiebeln
- organische Säuren (z.B. Zitronensäure, Milchsäure), etwa in Obst, Sauerkraut und Joghurt
- Vitamin C

Merke Wenn Zink als Nahrungsergänzungsmittel substituiert wird, sollte die Tagesdosis auf 2–3 kleinere Gaben am Tag verteilt werden, da die Aufnahme einer einzelnen größeren Menge zu Magenschmerzen führen kann. Außerdem sollte es nicht zusammen mit Eisen eingenommen werden, da dann die Aufnahme von Zink verschlechtert wird.

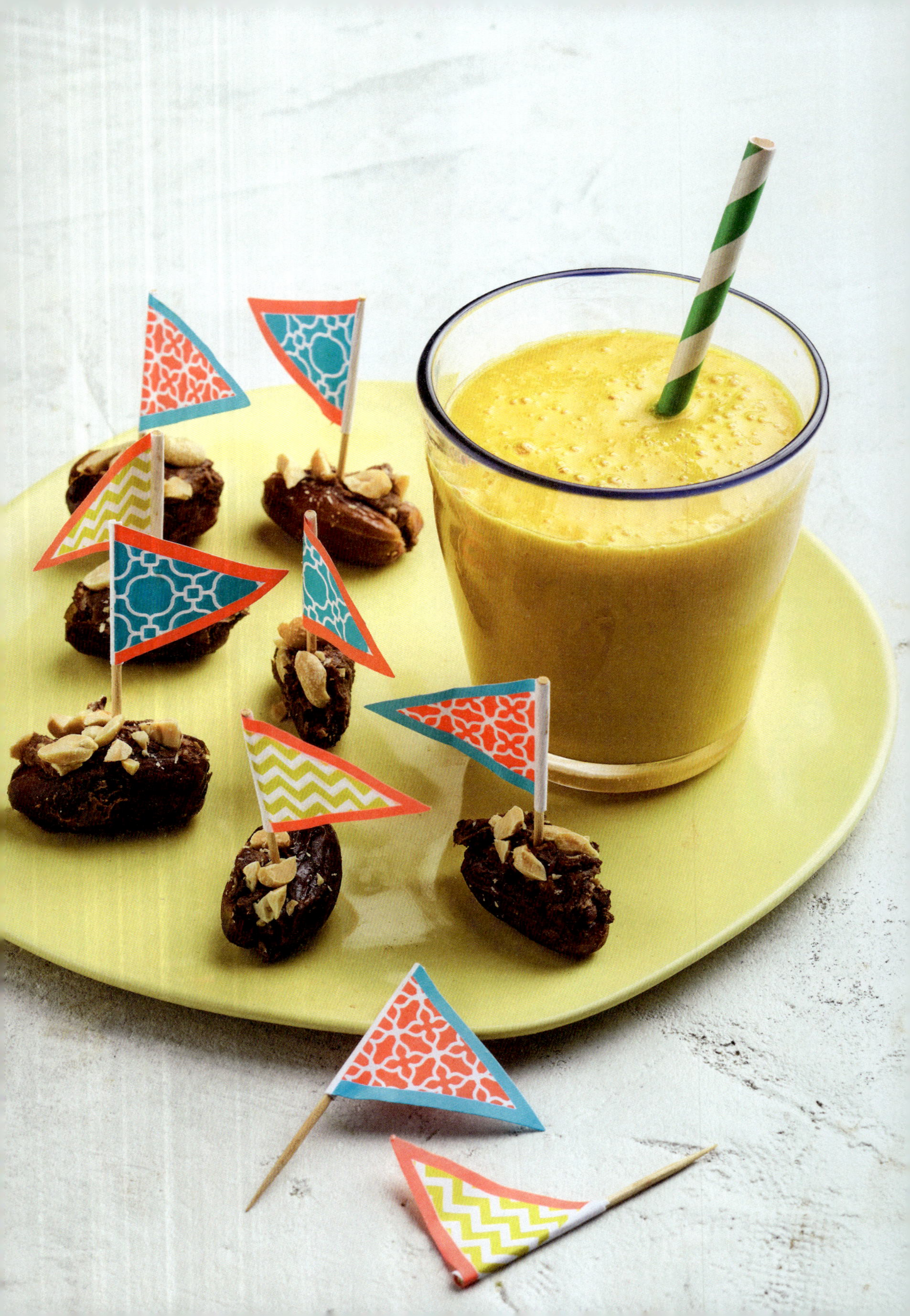

Praktische Küchen-Tipps und Rezepte

Mit unseren leckeren Rezepten sind Ihre Kinder stets mit allen wichtigen Nährstoffen versorgt. Und das ganz ohne Alltagsstress, dank unserer Tipps und Tricks.

« Dattel-Erdnuss-Schiffchen (Seite 92) und Mango-Smoothie (Seite 94)

Tipps, Tricks und Must-haves im Küchenalltag

Hier geben wir Ihnen nützliche Infos zur Lagerung und Verarbeitung von Lebensmitteln sowie ein paar Tipps, um Kindern gesunde Nahrung schmackhaft zu machen.

Was ist besser, frisches Obst und Gemüse oder tiefgekühltes? Und was ist schonender im Hinblick auf den Nährstofferhalt, kochen, backen oder dämpfen? Diese und weitere Fragen rund um den Einkauf und die Zubereitung beschäftigen alle, die sich vitamin- und nährstoffreich ernähren wollen. Wenn es um die Ernährung von Kindern geht, kommt oft noch die Frage hinzu, wie man Kinder dazu bringt, das gesunde Essen auch zu sich zu nehmen, ohne dass bei jeder Mahlzeit endlose Diskussionen entstehen. Keine Sorge, mit ein paar simplen Tricks lassen sich diese umgehen, und Sie werden sehen, dass Ihr Kind schnell auf den richtigen Geschmack kommt!

So bleiben die Nährstoffe in den Vorräten erhalten

Generell gilt, dass man Obst und Gemüse am besten gleich nach dem Einkauf kurz waschen und verstauen sollte, damit es ohne weiteren Aufwand verzehrt oder verarbeitet werden kann. Lagern Sie es nicht zu lange, sonst nimmt der Nährstoffgehalt ab.

Einfrieren, kochen, dämpfen

Viele fragen sich immer wieder, welche Zubereitungsweise optimal ist, damit möglichst viele Nährstoffe in den Lebensmitteln erhalten bleiben. Oder auch, ob das Einfrieren frischer Lebensmittel den Nährstoffen schadet. Wir haben das in der Tabelle »Übersicht zum Verhalten von Nährstoffen bei verschiedenen Zubereitungsformen« (Seite 81) zusammengefasst.

Hätten Sie's gewusst? Mineralstoffe wie Calcium, Magnesium, Eisen und Co. sind anorganische Verbindungen, die gegen die meisten Zubereitungsarten unempfindlich sind! Nur extrem langes Kochen löst Mineralstoffe aus der Nahrung heraus.

Übersicht zum Verhalten von Nährstoffen bei verschiedenen Zubereitungsformen

Art der »Verarbeitung«	Was passiert mit den Nährstoffen?	Tipps zum Erhalt der Nährstoffe
Tiefkühlung	Vitamine und Mineralstoffe bleiben erhalten.	TK-Obst/-Gemüse enthält teilweise mehr Nährstoffe als lange gelagertes.
Hitze	V. a. wasserlösliche Vitamine sind nicht hitzestabil und werden bei starker Hitze zerstört.	Unverarbeitetes Obst und Gemüse ist generell gesünder, daher möglichst roh verzehren.
kochen in Wasser	Wasserlösliche Vitamine gehen zum großen Teil verloren.	Gemüse möglichst nicht schälen, damit die Vitamine nicht so sehr ins Kochwasser übergehen; Kochwasser weiter zu einer Suppe verarbeiten.
dämpfen oder dünsten	Deutlich besserer Erhalt der wasserlöslichen Vitamine, da weniger Wasser verwendet wird.	Mit kurzen Garzeiten den Verlust an Mineralien und Vitaminen verringern.
erwärmen in der Mikrowelle	Das Gerücht, dass in der Mikrowelle Nährstoffe zerstört werden, ist falsch. Wasserlösliche Vitamine bleiben hier vielmehr eher erhalten als beim Kochen.	Möglichst kein Bambusgeschirr in der Mikrowelle erhitzen, da sich dabei schädliche Stoffe herauslösen können.
braten	Bei zu hohen Temperaturen können in fetthaltigen Lebensmitteln ungesunde Transfette entstehen.	Weizenkeimöl und kaltgepresstes Rapsöl sowie Leinöl eignen sich nicht zum Braten; besser Ghee oder raffiniertes Sonnenblumen-, Raps- oder Erdnussöl oder auch Olivenöl extra vergine verwenden. Achtung: Butter sollte beim Anbraten nie braun werden; und: Bratfett nicht mehrfach erhitzen, da auch hier ungesunde Transfette entstehen.
backen	Da beim Backen häufig sehr hohe Temperaturen über eine relativ lange Zeit entstehen, können viele Vitamine dabei denaturieren.	Gemüse besser dampfgaren oder Ofengerichte so kurz wie möglich backen und mit frischem Gemüse kombinieren.

Kindern gutes Essen schmackhaft machen

Wie motiviert man Kinder, sich gesund zu ernähren? Genau, indem man mit gutem Beispiel vorangeht und sich selbst gesund ernährt. Kinder lernen durch Nachahmung. Wenn sich also die Eltern als direkte Vorbilder der Kinder gesund und ausgewogen ernähren, ist das schon einmal die beste Voraussetzung, dass es bei den Kindern auch klappen wird. Aber das allein reicht nicht immer. Es gibt noch mehr Möglichkeiten.

Beziehen Sie Ihr Kind in die Planung und Zubereitung ein

Von der Essensplanung über den Einkauf und die Lagerung von Lebensmitteln, bis hin zur Zubereitung der Mahlzeiten und der sozialen Komponente (wie wird in der Familie gegessen?), gehört alles zu einer »gesunden« Beziehung zum Essen. Die Einbeziehung von Kindern in diese vielschichtigen Prozesse rund ums Essen kann bei ihnen Interesse und Offenheit fördern. Erstellen Sie doch mit Ihrem Kind zusammen einen Essensplan, blättern Sie (je nach Alter) mit ihm in Kochbüchern oder bauen Sie zusammen Kräuter auf der Fensterbank an. Wenn Sie einen Garten oder Balkon haben, können Sie mit ihm auch Obst und Gemüse züchten. Und nehmen Sie es am Wochenende mit auf den Markt, damit es dort einen Eindruck von der Vielfalt an Obst und Gemüse erhält. Außerdem entwickelt es dabei im Laufe der Zeit ein Gespür für deren Saisonalität.

Übrigens haben die meisten Kinder großen Spaß am Kochen! Lassen Sie Ihr Kind beim Schnibbeln von Gemüse (natürlich mit dem kindgerechten Küchenwerkzeug), beim Umrühren oder Würzen helfen – im Anschluss wird es dieses auch mit Begeisterung essen.

Das Auge isst mit – kindgerechte Präsentation des Essens

Eine schöne Tischdecke, schönes Geschirr, vielleicht ein paar Kerzen auf dem Tisch – Erwachsene wissen eine gute Tischkultur zu schätzen. Das gilt auch für Kinder! Mit folgenden Utensilien macht ihnen der Verzehr von Nährstoff-Boostern richtig Spaß:

- Schöne Becher mit wiederverwertbarem, breitem Strohhalm für Smoothies: Aus einem besonderen Trinkgefäß macht es Kindern gleich doppelt Spaß zu trinken.
- Quetschbeutel zum Wiederbefüllen (etwas schwer zu reinigen, geht aber mit einem Flaschenreiniger, oft sind sie auch spülmaschinengeeignet): Auch hier kommt durch die Abwechslung in der Darreichungsform Spannung in alltägliche oder routinierte Essenssituationen.
- Wiederverwertbare Eisförmchen: Die Reste von Smoothies lassen sich bestens in Eisförmchen füllen, einfrieren und zu einem späteren Zeitpunkt dann als Eis schlecken.
- Kleine kreative Foodpicker für Fingerfood und Wraps. Diese kann man auch gut mit den Kindern zusammen basteln. Dafür einfach Zahnstocher nehmen und den oberen Teil vorne und hinten mit Schaumstoff- oder Filzstickern bekleben.
- lustige Ausstechformen für Obst und Gemüse (z. B. Keksausstecher)
- Wellenmesser für abwechslungsreichere Formen von Gurken, Kartoffeln etc. verwenden.
- Findet das Essen mal nicht zu Hause statt, sondern unterwegs, gibt es eine tolle Auswahl an Brotboxen für Kinder. Da macht das Vespern gleicht doppelt Spaß! Tipp: Um feuchte und trockene Zutaten (etwa geschnittenes Obst oder Gemüse und Brot) zusammen einzupacken, empfiehlt sich eine Box mit Unterteilungen.

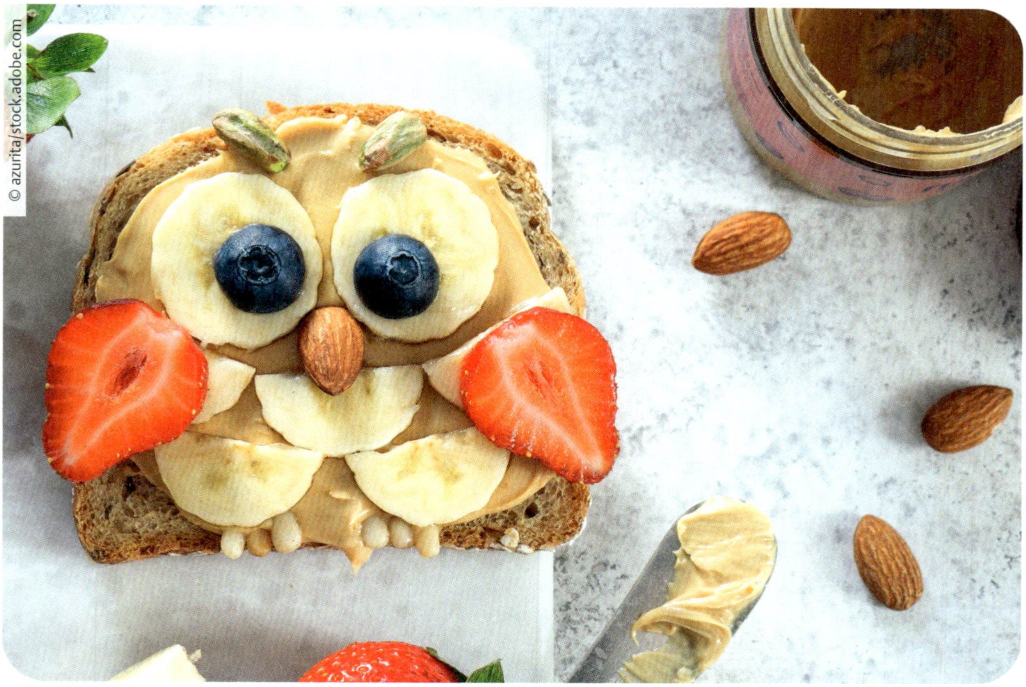

Daneben empfehlen wir zur größeren Akzeptanz ein paar kleine Mogeltricks für die Zubereitung nährstoffreicher Mahlzeiten für Ihr Kind:

- Mischen Sie nährstoffreiche Lebensmittel in pürierter Form in Saucen oder Suppen (z. B. Kräuter oder bei omnivorer Ernährung auch die sehr nährstoffreiche Leber, die sonst von Kindern eher ungern verzehrt wird).
- Waffeln, Pfannkuchen, Pancakes oder auch Kuchen und Muffins können perfekt mit gesunden, pürierten Zutaten angereichert werden.
- Arbeiten Sie möglichst oft mit frischen Kräutern oder Micro-Greens (sehr nährstoffreich!), z. B. für Smoothies.
- Kennen Sie den Begriff »food cycling«? Haben Sie ein gesundes Lebensmittel bei Ihrem Kind eingeführt, dann knüpfen Sie hier an, und wandeln dieses leicht ab. Ein Beispiel: Ihr Kind mag Brokkoli, aber keine anderen Kohlsorten, dann sagen Sie so etwas wie: »Liebling, du magst doch so gerne Brokkoli, guck mal, ich habe im Supermarkt weißen Brokkoli (Blumenkohl) gefunden. Der schmeckt soooo lecker mit deinem Lieblingsrezept, mit Käse überbacken.« So oder so ähnlich können Sie Ihr Kind an neue Nahrungsmittel heranführen.

Und die ultimativen Highlights sind:

- bunte, schön angerichtete Teller oder Essens-Gesichter
- »Umgekehrt-Tage«: An einem solchen Tag beginnt man morgens mit dem Abendessen und endet abends mit dem Frühstück.
- Den Ort der Mahlzeit verlegen, z. B. als Picknick auf einer Decke auf den Wohnzimmerboden oder nach draußen in den Park.

Rezepte für leckere Nährstofflieferanten

Wenn Ihr Kind einen Nährstoff-Booster benötigt, braucht es nicht gleich Tabletten. Es gibt genug leckere Rezepte für natürliche Alternativen, die gut schmecken.

Im Folgenden haben wir Ihnen viele Rezepte zusammengestellt, die Sie als kleine Nährstoff-Booster-Rezepte sehen können. Pro Nährstoff gibt es 2–3 Rezepte (je 1 Smoothie- und 1–2 Fingerfood-Rezepte), die sich hauptsächlich um die Aufnahme dieses einen Nährstoffs drehen. Sie enthalten natürlich weitaus mehr als nur diesen einen Nährstoff, sind aber so gegliedert, dass Sie bei Mangelverdacht eines bestimmten Nährstoffs wissen, welche Rezepte vielleicht am schnellsten helfen, den Mangel bei Ihrem Kind auszugleichen. Im Anschluss finden Sie auch noch 3 Rezepte für Mikrobiom-Booster (mit einem Raketensymbol gekennzeichnet), mit denen Sie der Darmflora Gutes tun können.

Generell empfiehlt es sich, z. B. einen Smoothie immer direkt im Anschluss an eine Mahlzeit zu verzehren, da die Nährstoffe dann in Kombination mit allen Komponenten der Mahlzeit (Fette und Proteine) besser aufgenommen werden können und es auch länger sättigt. Falls das mal nicht der Fall sein sollte, kann man auch in jeden beliebigen Smoothie sicherheitshalber noch 1 TL mildes Pflanzenöl hineingeben, damit ist dann auch die Aufnahme der fettlöslichen Vitamine gesichert!

Außerdem können Sie die Smoothies mit folgenden Zutaten anreichern:

- 1 Beutel Probiotikum: Das ist geschmacksneutral und boostert das Mikrobiom Ihres Kindes.
- 1 TL Akazienfasern: Sie sind ein perfektes Futter für die Darmbakterien.
- 1 TL Gerstengraspulver: Dies ist ein nährstoffreiches Superfood mit vielen Antioxidantien, Vitaminen und Mineralstoffen.
- 1 EL Algenöl mit DHA und EPA, um Omega-3-Fettsäuren zu ergänzen.
- Nussmus, Hanfsamen, Avocado oder auch zuckerfreies Protein- oder Hanfproteinpulver, um den Proteingehalt zu erhöhen.

Und wenn Sie im Sommer die Smoothies in Eisförmchen einfrieren, kann sich Ihr Kind über ein erfrischendes, gesundes Eis freuen!

Vitamin A

Möhren-Ingwer-Smoothie

2 Portionen

1 ½ Möhren • 1 Apfel • 1 Stück Ingwer (daumendick) • Saft von ½ Zitrone (alternativ: 30 ml Zitronensaft) • Saft von ½ Orange (alternativ: 80 ml Orangendirektsaft 100 %) • ½ TL Leinöl

- Möhren und Apfel klein schneiden, Ingwer schälen.

- Mit Zitronen-, Orangensaft, 175 ml Wasser und Leinöl im Mixer pürieren. Möglichst gleich verzehren.

Nährstoff-Info

Eine Portion enthält etwa 150 % des Tagesbedarfs an Vitamin A Ihres Kindes. Der Smoothie ist außerdem ein guter Lieferant für Vitamin C sowie Omega-3-Fettsäuren!

Vitamin A

Süßkartoffel-Rösti

5 Stück

1 Süßkartoffel • 1 ½ EL Olivenöl • Salz und Pfeffer • 3 EL vegane Streichcreme (gibt es in verschiedenen Varianten, für Kinder eignet sich besonders vegane Papayacreme) • 120 g Kichererbsen aus der Dose • 100 g Feta • Microgreens (nach Belieben)

- Backofen auf 180 °C Umluft vorheizen und 1 Backblech mit Backpapier auslegen oder gut einölen.

- Süßkartoffel waschen, schälen und in ca. 5 mm dicke Scheiben schneiden. Die Süßkartoffelscheiben nebeneinander auf das Blech legen, mit etwas Olivenöl bepinseln und mit Salz und etwas Pfeffer bestreuen. Mit veganer Creme bestreichen, Kichererbsen darauf verteilen und Feta darüberbröseln.

- 20–30 Min. backen, bis der Feta schön kross wird. Zwischendurch den Ofen öffnen, damit die Luftfeuchtigkeit entweichen kann.

- Nach Belieben mit Microgreens bestreuen.

Nährstoff-Info

1 Rösti deckt etwa den Tagesbedarf Ihres Kindes an Vitamin A. Er ist außerdem eine gute Quelle für Vitamin C und Vitamine B_5 • B_6.

Vitamin A

Herzhafte Möhren-Süßkartoffel-Muffins

6 Stück

100 g Süßkartoffeln • 150 g Möhren • 50 g Vollkornmehl • 2 Eier (Größe M) • 50 ml Pflanzendrink (z. B. Haferdrink) • 1 TL Backpulver • 1 EL Olivenöl • 1 Prise Salz • etwas Muskatnuss

- Backofen auf 180 °C vorheizen.
- Süßkartoffeln schälen, in Würfel schneiden und kochen. Anschließend zerdrücken. Möhren waschen und reiben.
- Beides mit Mehl, Eiern, Pflanzendrink, Backpulver, Olivenöl und Gewürzen in einer Schüssel zu einem glatten Teig verrühren.
- Den Teig in Muffinförmchen füllen und ca. 20–25 Min. backen, bis sie goldbraun sind. Abkühlen lassen und als Snack genießen.

Nährstoff-Info

1 Muffin deckt den Tagesbedarf Ihres Kindes an Vitamin A. Er ist außerdem eine gute Quelle für die Vitamine B_1 • B_3 • B_5 • B_6 • B_7.

B-Vitamine

Grünkohl-Smoothie

1 Portion

80 g Grünkohl • ½ weiche Avocado • 1 reife Banane, gefroren • ½ Orange • 50 g Quark • 50 ml Pflanzendrink oder Wasser • 1 EL Weizenkeime • 1 EL Haferflocken • 1 EL Erdnüsse oder Macadamianüsse

- Alle Zutaten bis auf Haferflocken und Nüsse in den Hochleistungsmixer geben und fein pürieren.
- Haferflocken einrühren und nach Wunsch noch mit Wasser verdünnen, Nüsse grob hacken und als Topping dazugeben.

Nährstoff-Info

1 Portion deckt den Tagesbedarf an Nährstoffen für Ihr Kind ungefähr wie folgt: 35 % Vitamin B_1 • 40 % B_2 • 50 % B_3 • 85 % B_6 • 40 % B_7 • 70 % B_9 • 10 % B_{12}.

» Grünkohl-Smoothie

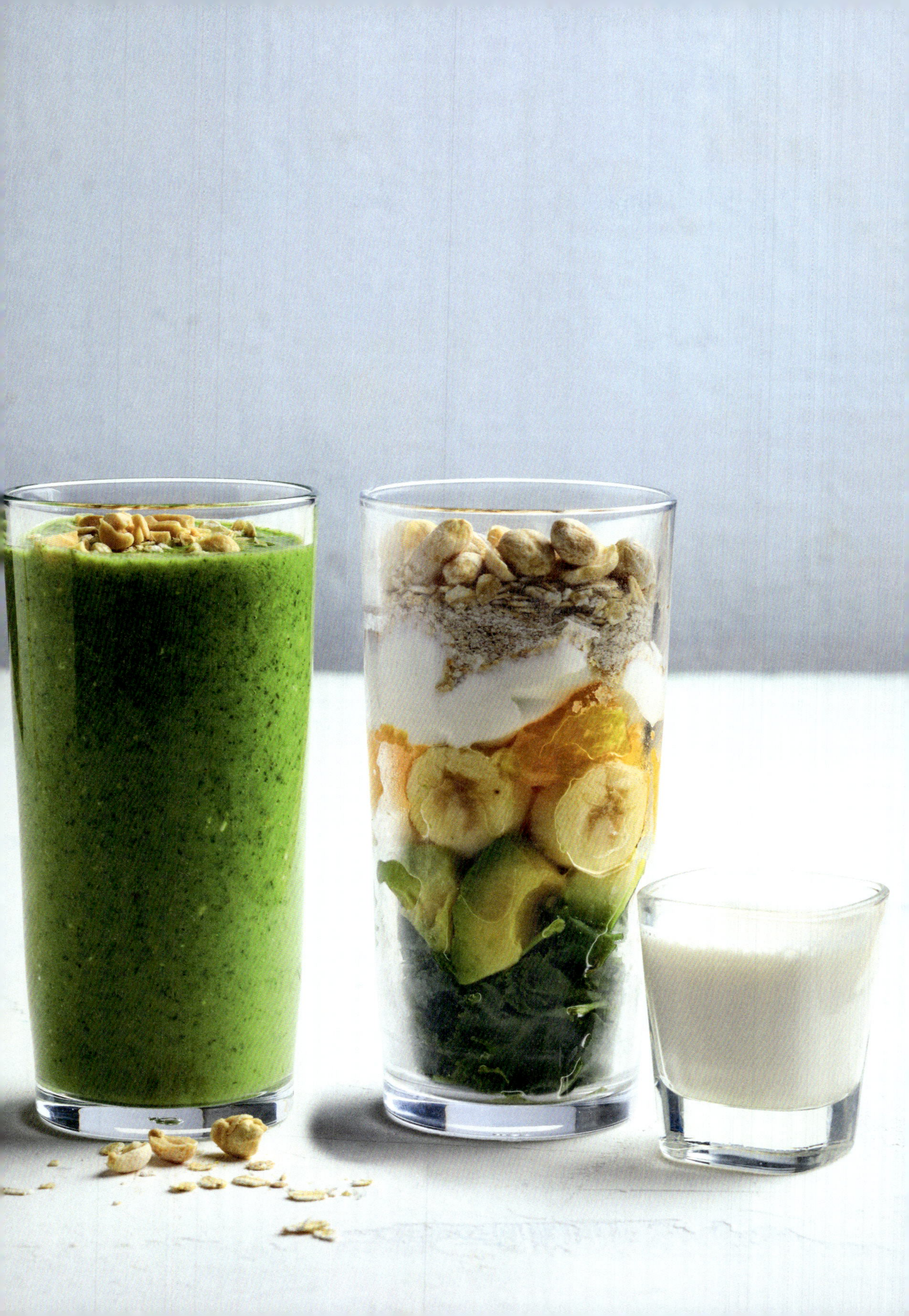

B-Vitamine

Beeren-Avocado-Smoothie

1 Portion

100 g Tiefkühl-Beeren-Mix • Fruchtfleisch von 1 weichen Avocado • 1 EL Haferkleie • 4 Walnusskerne • 200 ml Pflanzendrink (z. B. Hafer- oder Erbsendrink) • 1 Prise gemahlener Zimt

● Die Zutaten im Hochleistungsmixer zusammen glatt pürieren.

Nährstoff-Info

1 Portion deckt den Tagesbedarf an Nährstoffen für Ihr Kind ungefähr wie folgt: 40 % Vitamin B_1 • 40 % B_2 • 30 % B_3 • 100 % B_6 • 85 % B_7 • 100 % B_9.

B-Vitamine

Bananen-Smoothie

1 Portion

1 reife Banane • 2 EL Haferflocken • 1 EL Weizenkeime • 200 ml angereicherter Pflanzendrink (z. B. Haferdrink) • 1 EL Mandelmus • 1 TL Ahornsirup oder Honig (optional)

● Alle Zutaten im Mixer glatt pürieren und gleich servieren.

Nährstoff-Info

1 Portion deckt knapp den Tagesbedarf Ihres Kindes an Vitamin B_1 (ca. 90 %) und zu 75 % an Vitamin B_2.

Vitamin B1

Buchweizen-Sesam-Porridge

2 Portionen

100 g Buchweizen • 1 TL Pflanzenöl (z. B. Raps- oder Sonnenblumenöl) • 200 ml Haferdrink • 1 EL Sesamsamen • 1 EL Leinsamen • ½ Banane • saisonales Obst nach Wahl • gemahlener Zimt (optional)

- Buchweizen über Nacht mit Wasser bedeckt quellen lassen.

- Am Morgen 1 TL Öl erhitzen, Buchweizen darin kurz schwenken, dann mit Haferdrink ablöschen. Sesam und Leinsamen dazugeben.

- Banane klein schneiden und unterrühren.

- Auf Schälchen verteilen und beliebig mit buntem Obst der Saison toppen (oder im Winter auch mit kurz erhitzten tiefgefrorenen Früchten) und nach Wunsch mit etwas Zimt verfeinern.

Nährstoff-Info

1 Portion deckt ca. 70 % des Tagesbedarfs Ihres Kindes an Vitamin B_1. Sie ist außerdem reich an Vitamin B_6 sowie Magnesium und Calcium.

Vitamin B1

Vollkornhäppchen mit Körneraufstrich

1 Portion

30 g Avocadofruchtfleisch • 20 g Sonnenblumenkerne • 5 g Weizenkeime • Salz und Pfeffer • 1 Scheibe Vollkornbrot

- Avocadofruchtfleisch mit einer Gabel zerdrücken oder pürieren und mit Sonnenblumenkernen und Weizenkeimen vermengen.

- Mit Salz und Pfeffer würzen und das Brot damit bestreichen.

- In mundgerechte Häppchen schneiden und auf einem Teller schön anrichten.

Nährstoff-Info

1 Portion deckt etwa 65 % des Tagesbedarfs Ihres Kindes an Vitamin B_1.

B-
Vitamine

Bananen-Himbeer-Smoothie

1 Portion
1 reife Banane • 100 g Joghurt • 100 ml Milch • 1 EL Leinsamen • 100 g Himbeeren (TK oder frisch)

● Die Banane schälen, grob zerkleinern und mit den anderen Zutaten in einem Mixer pürieren.

Nährstoff-Info
1 Portion deckt etwa 75 % des Tagesbedarfs Ihres Kindes an Vitamin B_2 sowie 100 % des Vitamin-B_6-Bedarfs und 80 % des Vitamin-B_7-Bedarfs.

Vitamin
B2

Champignon-Omelett mit Kräutern

1 Portion
2–3 Champignons • etwas Olivenöl zum Braten • 2 Eier • etwas Milch • gehackte frische Kräuter nach Wahl • Pfeffer und Salz

● Champignons in Scheiben schneiden und in etwas Öl in der Pfanne scharf anbraten.

● Währenddessen Eier mit etwas Milch verquirlen, mit Kräutern, Pfeffer und Salz abschmecken und über die gebratenen Champignons gießen. Die Temperatur herunterschalten und das Omelett bei niedriger Hitze stocken lassen, dann wenden und fertig braten.

● Das Omelett lässt sich in Häppchen schneiden oder mit einem Ausstecher in verschiedene Formen bringen und eignet sich gut als kalter Snack in der Pausenbox.

Nährstoff-Info
1 Portion deckt ungefähr den Tagesbedarf Ihres Kindes an Vitamin B_2. Außerdem ist es ein guter Lieferant für Vitamin B_7 • B_{12} und Vitamin K.

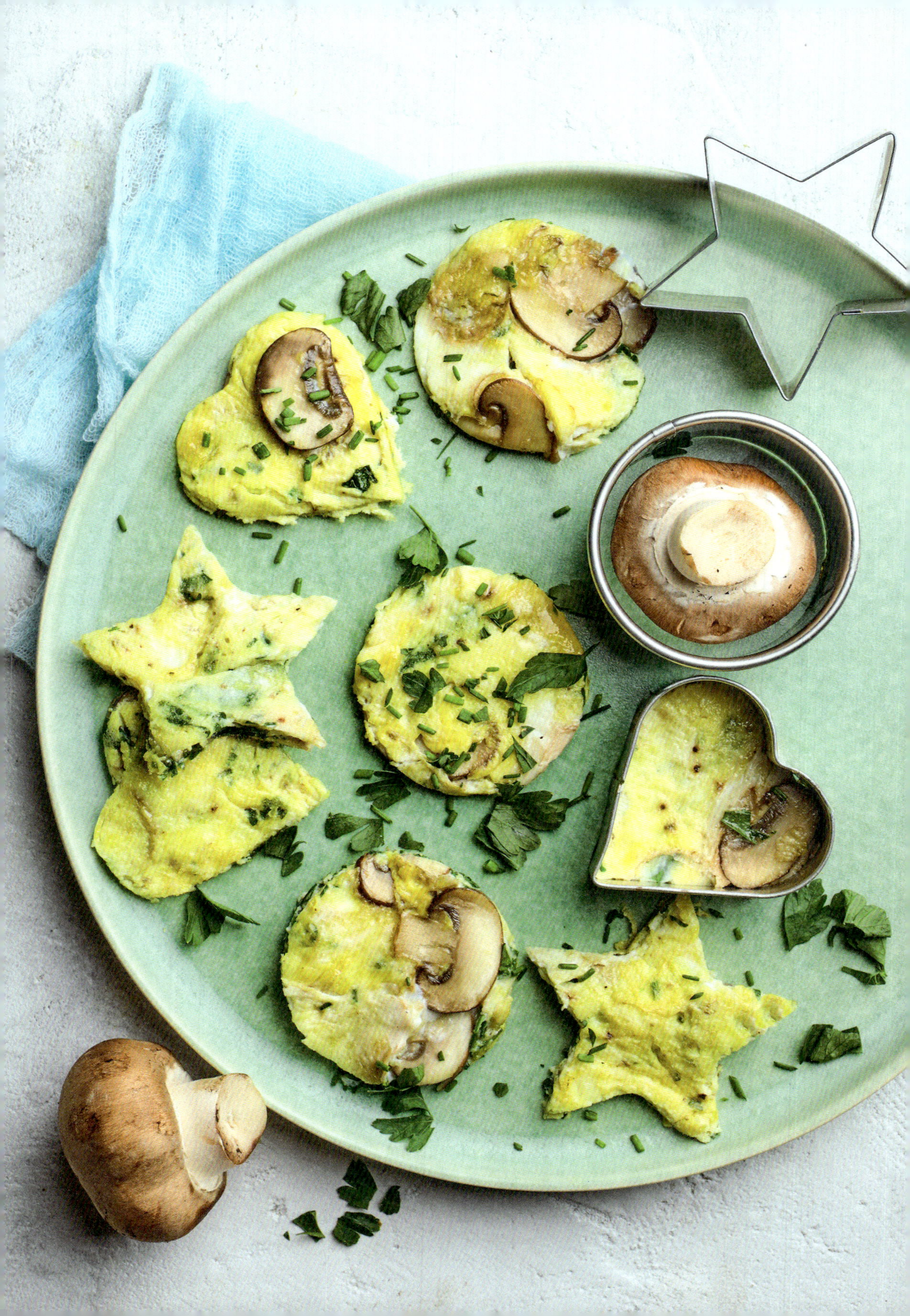

B-
Vitamine

Bananen-Erdnuss-Smoothie

1 Portion
1 Banane • 200 ml Haferdrink • 2 EL Erdnussmus • 2 TL Haferflocken • 1 TL Honig oder Dattelsirup (optional) • 1 TL reines Kakaopulver

- Die Banane schälen, grob zerkleinern und mit den anderen Zutaten im Mixer pürieren.

Nährstoff-Info
1 Portion deckt 100 % des Tagesbedarfs Ihres Kindes an Vitamin B_7 sowie ca. 65 % an Vitamin B_3.

Vitamin
B3

Dattel-Erdnuss-Schiffchen

3 Portionen
5 EL Erdnussbutter crunchy • 1 EL reines Kakaopulver • 9 getrocknete Datteln • gehackte Erdnusskerne oder Kakaonibs als Topping

- Erdnussbutter und Kakaopulver verrühren.

- Datteln halbieren, entsteinen und jede Hälfte mit je 1 TL Erdnussbutter füllen.

- Mit gehackten Erdnüssen oder Kakaonibs bestreuen und ca. 30 Min. im Kühlschrank oder einige Min. im Gefrierfach kühlen.

Tipp Besonders niedlich sehen die Schiffchen aus, wenn man in jede gefüllte Dattel noch einen kleinen Spieß in Form eines Fähnchens steckt. So sind sie auch leichter zu essen, ganz ohne Schmutzfinger.

Nährstoff-Info
Eine Portion von 3 Datteln deckt etwa 40 % des Tagesbedarfs Ihres Kindes an Vitamin B_3.

Vitamin B3

Vegane Erdnussriegel

ca. 20 Stück

250 g ungesalzene, geröstete Erdnüsse • 50 g Erdnussmus • 50 g Soja-Crispies • 80 g Ahorn- oder Reissirup • 1 TL gemahlener Zimt

- Backofen auf 180 °C vorheizen. Eine ca. 20 × 20 cm große Backform mit Backpapier auslegen.

- Erdnüsse fein hacken oder in der Küchenmaschine zerkleinern. Mit den restlichen Zutaten vermischen und die Masse mit einem großen Löffel in die Backform geben und auf dem Boden festdrücken.

- Ca. 12 Min. backen, dabei nach ca. 5 Min. prüfen, dass die Masse nicht zu dunkel wird und ggf. abdecken. Abkühlen lassen und mit einem scharfen Messer in kleine Riegel schneiden.

Nährstoff-Info

2 Riegel decken etwa den Tagesbedarf Ihres Kindes an Vitamin B_3.

Vitamin B3

Erdnuss-Hafer-Bällchen

ca. 10 Stück

3 EL Erdnussbutter • ca. 60 g Haferflocken • 6 Datteln • 2 EL reines Kakaopulver • 2 EL ungesalzene Erdnusskerne

- Alle Zutaten in einem Mixer zu einer glatten Masse verarbeiten und anschließend zu etwa 10 kleinen Bällchen formen.

- Für mindestens 30 Min. in den Kühlschrank legen und fest werden lassen.

Nährstoff-Info

3 Bällchen decken ca. 50 % des Tagesbedarfs Ihres Kindes an Vitamin B_3.

Vitamin B6

Mango-Smoothie

2 Portionen

150 g Mango- oder Papaya-Fruchtfleisch (auch tiefgefroren) • 1 rote oder gelbe Paprikaschote • 1 EL Haselnussmus • ½ Bio-Orange • ½ Bio-Limette • ½ TL gemahlene Kurkuma • ½ EL Leinöl • 150 ml Mandeldrink

- Alle Zutaten zusammen im Mixer pürieren.

Nährstoff-Info

1 Portion deckt mehr als den Tagesbedarf Ihres Kindes an Vitamin B_6. Der Smoothie ist auch reich an Vitamin A und Vitamin C.

Vitamin B6

Gefrorene Bananen-Erdnuss-Happen

ca. 12 Stück

2 reife Bananen • 4 EL Erdnussmus • 50 g Zartbitterschokolade (mind. 70 % Kakaoanteil) • 1 TL Kokosöl für die Schokoladenglasur • 1 Handvoll gehackte Erdnusskerne oder Kakaonibs, zum Bestreuen (optional)

- Bananen in ca. 1,5 cm dicke Scheiben schneiden.

- Auf die Hälfte der Bananenscheiben je 1 TL Erdnussmus geben und mit einer weiteren Bananenscheibe abdecken.

- Dann mindestens 1–2 Std. im Gefrierfach fest werden lassen.

- Die Zartbitterschokolade mit dem Kokosöl im Wasserbad schmelzen. Die gefrorenen Bananen-Erdnuss-Happen in die geschmolzene Schokolade tauchen und nach Belieben mit gehackten Erdnüssen oder Kakaonibs bestreuen.

- Dann noch einmal 30 Min. einfrieren, bis die Schokolade fest ist.

Nährstoff-Info

3–4 Happen decken den Tagesbedarf Ihres Kindes an Vitamin B_6. Sie enthalten außerdem Vitamin C und Magnesium.

» Gefrorene Bananen-Erdnuss-Happen

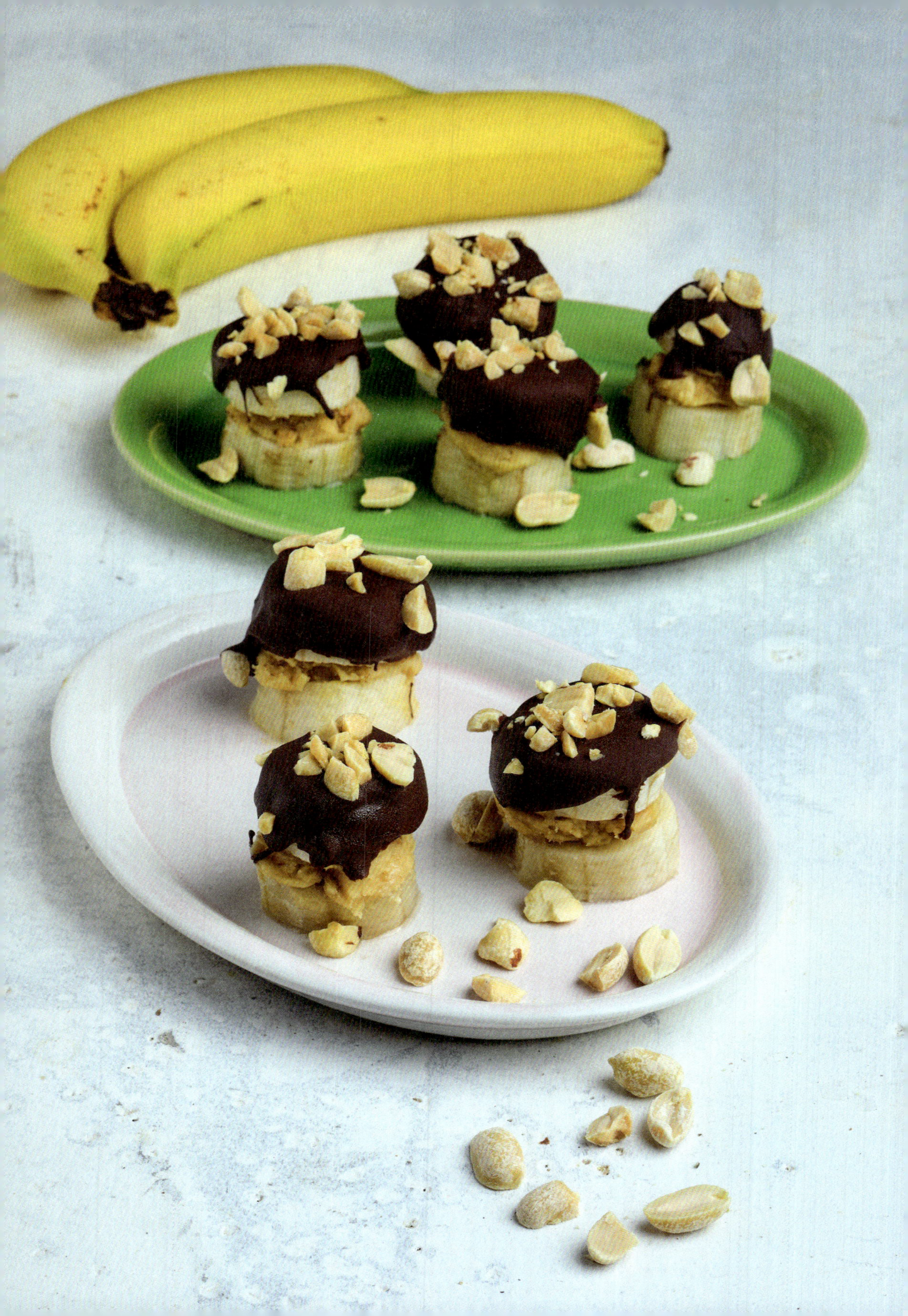

Vitamin B6

Sojabohnen-Gemüse-Bratlinge

2 Portionen

300 g eingelegte Sojabohnen (aus dem Glas) • 1 Ei • ½ Spitzpaprikaschote • ½ Zwiebel • etwas gehackte frische Petersilie (optional) • Salz und Pfeffer • Semmelbrösel, zum Panieren • Rapsöl, zum Braten

- Alle Zutaten, außer den Semmelbröseln und dem Öl, in einem Mixer pürieren.

- Dann den Teig zu kleinen Bällchen formen und dabei restliche Flüssigkeit ausdrücken. Die Bällchen flach drücken und in Semmelbröseln panieren.

- Etwas Öl in einer Pfanne erhitzen und die Bratlinge darin von beiden Seiten 2–3 Min. braten.

Nährstoff-Info

1 Portion deckt ca. 50 % des Tagesbedarfs Ihres Kindes an Vitamin B_6. Die Bratlinge sind auch reich an den Vitaminen B_7 • C und K.

Vitamin B7

Kernige Kekse

10 Stück

1 Ei • 40 g Kokosblütenzucker • 1 Pck. Vanillezucker • 125 g Sonnenblumenkerne • 75 g gehackte Mandelkerne • 50 g Haferflocken

- Backofen auf 170 °C vorheizen. Ein Backblech mit Backpapier auslegen.

- Das Ei mit Zucker und Vanillezucker schaumig schlagen.

- Sonnenblumenkerne, Mandeln und Haferflocken unterrühren.

- Mit einem EL kleine Portionen von dem Teig auf das Backblech setzen und ca. 15 Min. goldbraun backen.

Nährstoff-Info

3–4 Kekse decken etwa 50 % des Tagesbedarfs Ihres Kindes an Vitamin B_7. Sie sind außerdem reich an Vitamin B_1 • B_3 und Magnesium.

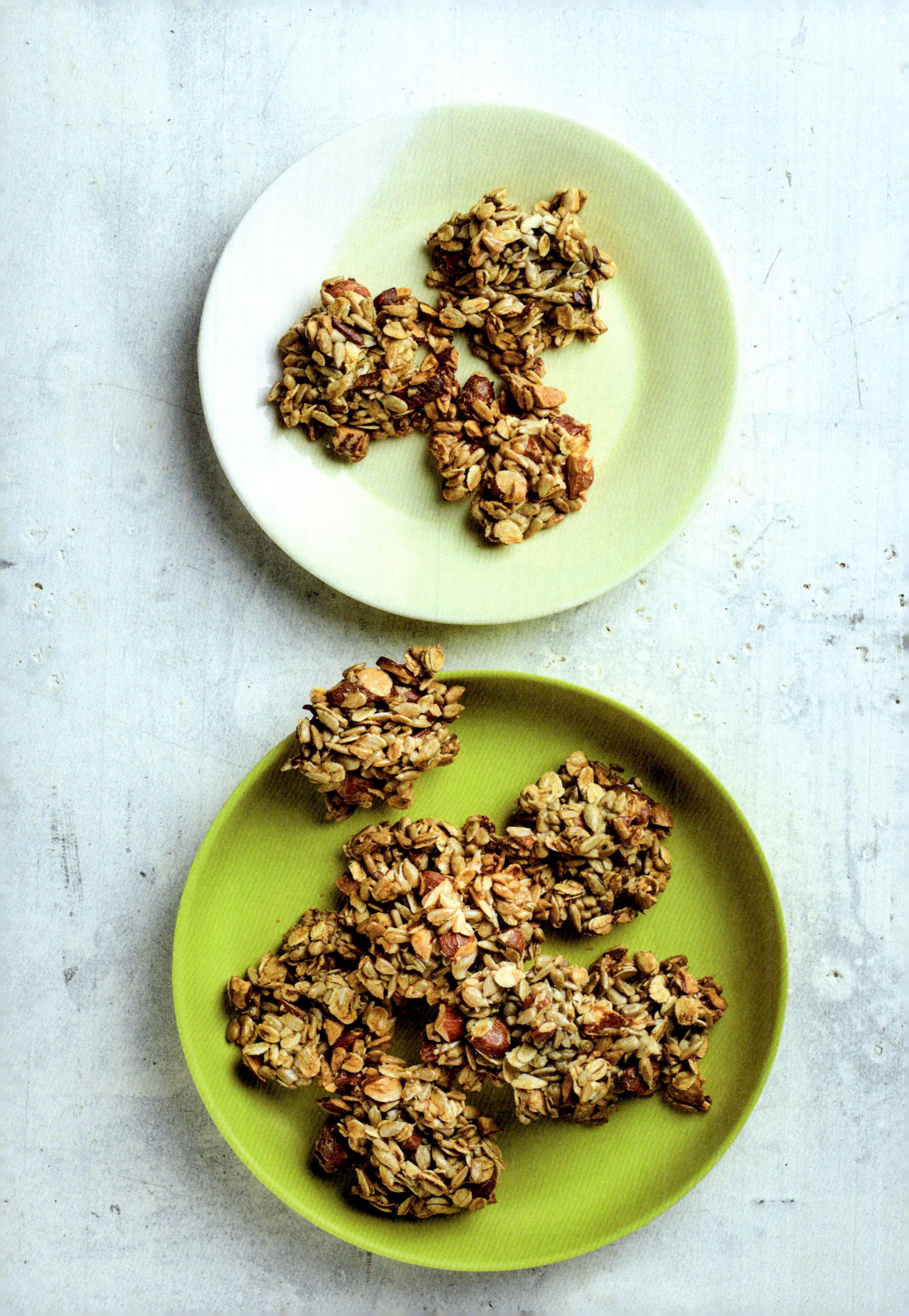

Vitamin B7

Himbeer-Milchshake

1 Portion
200 ml Milch • 50 g Himbeeren (frisch oder TK) • 1 EL Mandelmus • 2 EL Haferflocken • 1 TL Honig (optional)

- Die Zutaten im Mixer pürieren.

Nährstoff-Info
1 Portion deckt ca. 50 % des Tagesbedarfs Ihres Kindes an Vitamin B_7. Der Milchshake ist auch reich an Calcium und Vitamin B_{12}.

Vitamin B7

Spinat-Muffins

12 Muffins
100 g TK-Blattspinat • ½ rote Spitzpaprikaschote • 8 Eier • 1 kleine gekochte Kartoffel (80 g), gepellt und zerstampft • 70 g geriebener Parmesan • Salz und Pfeffer

- Den Spinat auftauen lassen.

- Backofen auf 200 °C Ober-/Unterhitze vorheizen. Die Mulden eines Muffin-Blechs einfetten.

- Paprika putzen, klein schneiden und mit den restlichen Zutaten vermengen. Die Masse in die Muffin-Mulden füllen und 15 Min. backen.

Tipp Für einen zusätzlichen Protein-Booster noch etwa 70 g Feta in den Teig rühren.

Nährstoff-Info
2 Muffins decken den Tagesbedarf Ihres Kindes an Vitamin B_7. Außerdem sind sie reich an Vitamin B_{12} und Vitamin K.

» Spinat-Muffins

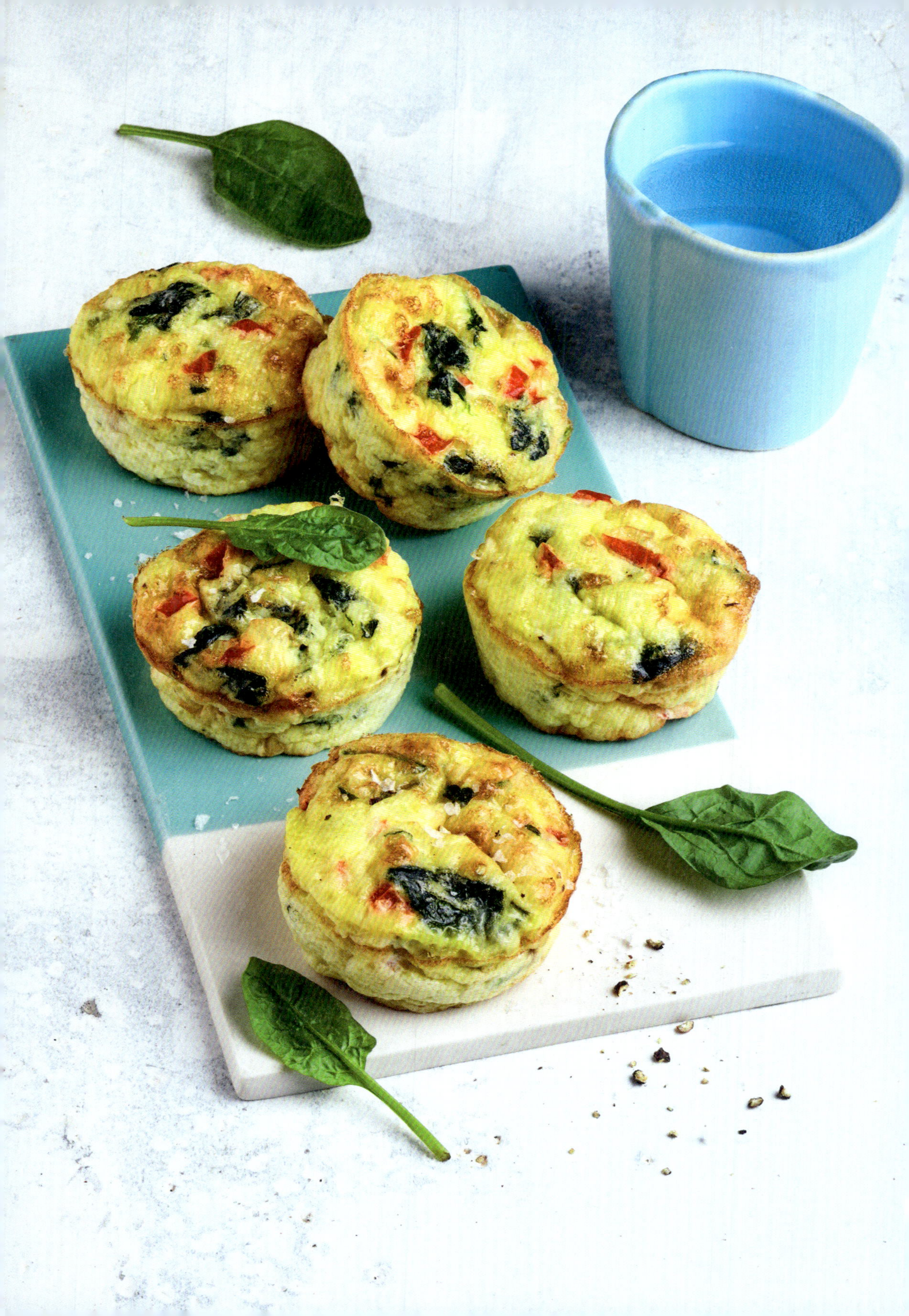

Vitamin B9

Grüner Power-Smoothie

1 Portion
150 g Orangenfruchtfleisch oder 150 ml frisch gepresster Orangensaft • 50 g Blattspinat (frisch oder TK) • 15 g Mandelmus • 15 g Weizenkeime

- Alle Zutaten im Mixer pürieren.

Nährstoff-Info
1 Portion deckt den Tagesbedarf Ihres Kindes an Vitamin B_9. Der Smoothie ist außerdem reich an Vitamin C und Vitamin B_1.

Vitamin B9

Müsli-Granola

ca. 8 Portionen
2 EL Kokosöl • 3 EL Honig • 3 EL Weizenkeime • 50 g gemahlene Haselnusskerne • 200 g Haferflocken • 2 EL Sonnenblumenkerne • 1 EL Leinsamen • 1 TL gemahlener Zimt

- Backofen auf 160 °C vorheizen. Ein Backblech mit Backpapier auslegen.

- Kokosöl und Honig in einem Topf leicht erwärmen.

- Die anderen Zutaten in eine Schüssel geben, Honig-Mischung darübergießen und vermengen. Die Masse gleichmäßig auf dem Backblech verteilen und ca. 20 Min. backen. Zwischendurch regelmäßig umrühren, damit sie gleichmäßig bräunt. Anschließend abkühlen lassen und luftdicht verschlossen aufbewahren.

Tipp Falls Sie zu Hause einen Überschuss an Sauerteig haben, können Sie die oben aufgelisteten Zutaten daruntermischen und dann wie beschrieben backen. So erhalten Sie ein wunderbares Sauerteig-Granola!

Nährstoff-Info
1 Portion (ca. 50 g) deckt ca. 30 % des Tagesbedarfs Ihres Kindes an Vitamin B_9. Das Granola ist außerdem reich an den Vitaminen B_1 und B_3 sowie Eisen und Zink.

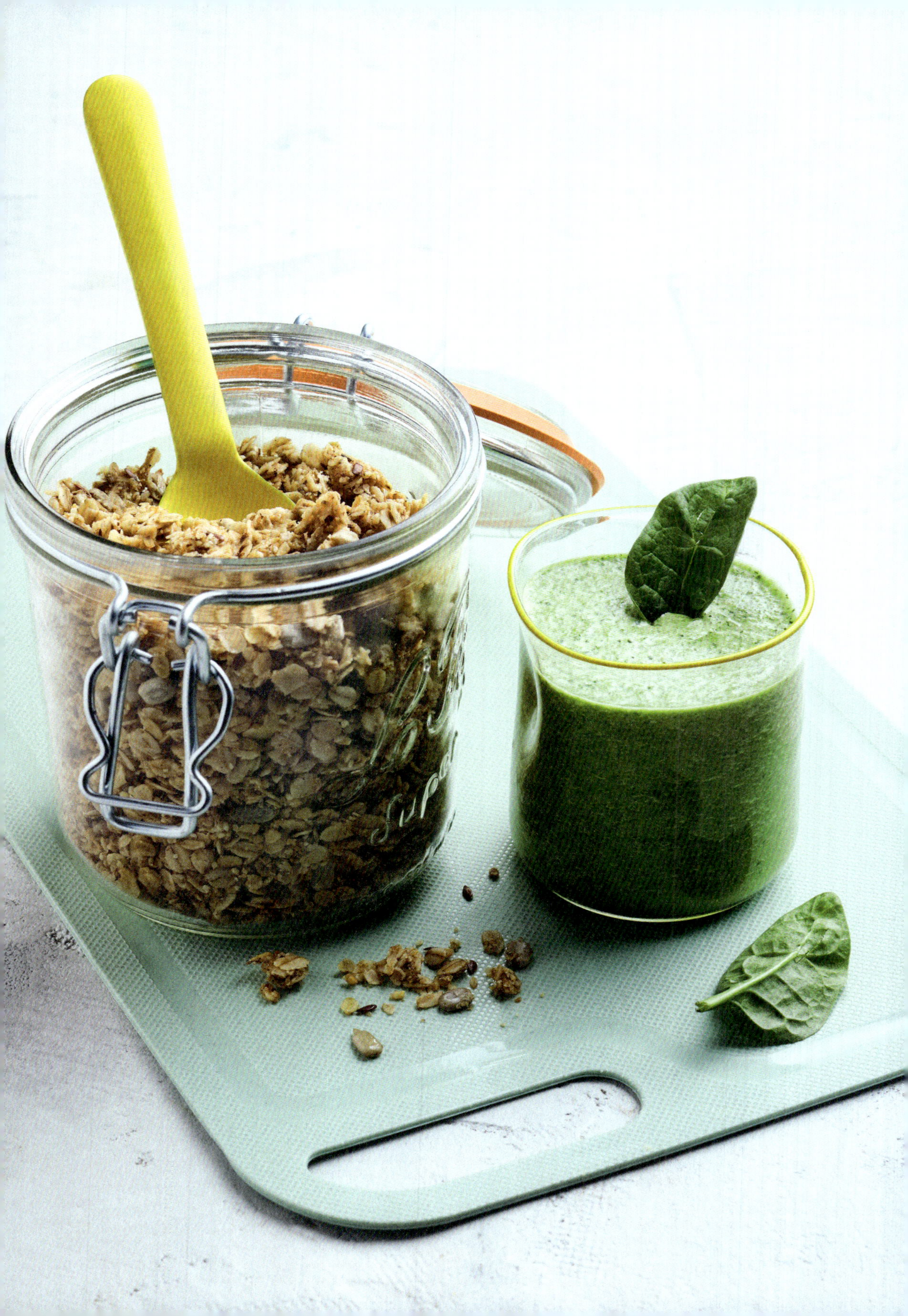

Vitamin B9

Linsen-Stäbchen

4 Portionen
200 g rote Linsen • 1 Schalotte • 1 Knoblauchzehe • 80 g Maisgrieß • 3 TL Tomatenmark • 2 TL Paprikapulver • 50 g Parmesan, gerieben • 2 EL Zitronensaft • Salz und Pfeffer

- Backofen auf 180 °C vorheizen. Ein Backblech mit Backpapier auslegen.
- Linsen waschen, bis das Wasser klar bleibt, dann mit 500 ml Wasser in einen Topf geben und gar kochen.
- Schalotte und Knoblauchzehe sehr klein würfeln oder fein reiben. Zusammen mit dem Maisgrieß unter die gekochten Linsen rühren. Die Masse etwas abkühlen lassen und Tomatenmark, Paprikapulver, Parmesan und Zitronensaft untermischen und mit Salz und Pfeffer abschmecken.
- Die Masse zu fingerdicken Stäbchen formen, auf das Backblech legen und ca. 20 Min. backen.

Tipp Dazu schmeckt auch ein kleiner Joghurt- oder Quarkdip. Dazu einfach 200 g Joghurt oder Quark mit 1 EL Zitronensaft, Kräutern, Salz und Pfeffer verrühren und mit Knoblauchpulver abschmecken.

Nährstoff-Info
1 Portion deckt ca. 35 % des Tagesbedarfs Ihres Kindes an Vitamin B_9. Die Stäbchen sind außerdem reich an Eisen und Magnesium.

Vitamin B12

Erdbeer-Milchshake

1 Portion
200 ml Milch • 50 g TK-Erdbeeren (oder eine andere Obstsorte) • 1 EL Honig

- Alle Zutaten zusammen im Mixer pürieren.

Nährstoff-Info
1 Portion deckt ca. 50 % des Tagesbedarfs Ihres Kindes an Vitamin B_{12}. Der Milchshake ist außerdem reich an Calcium und Vitamin C.

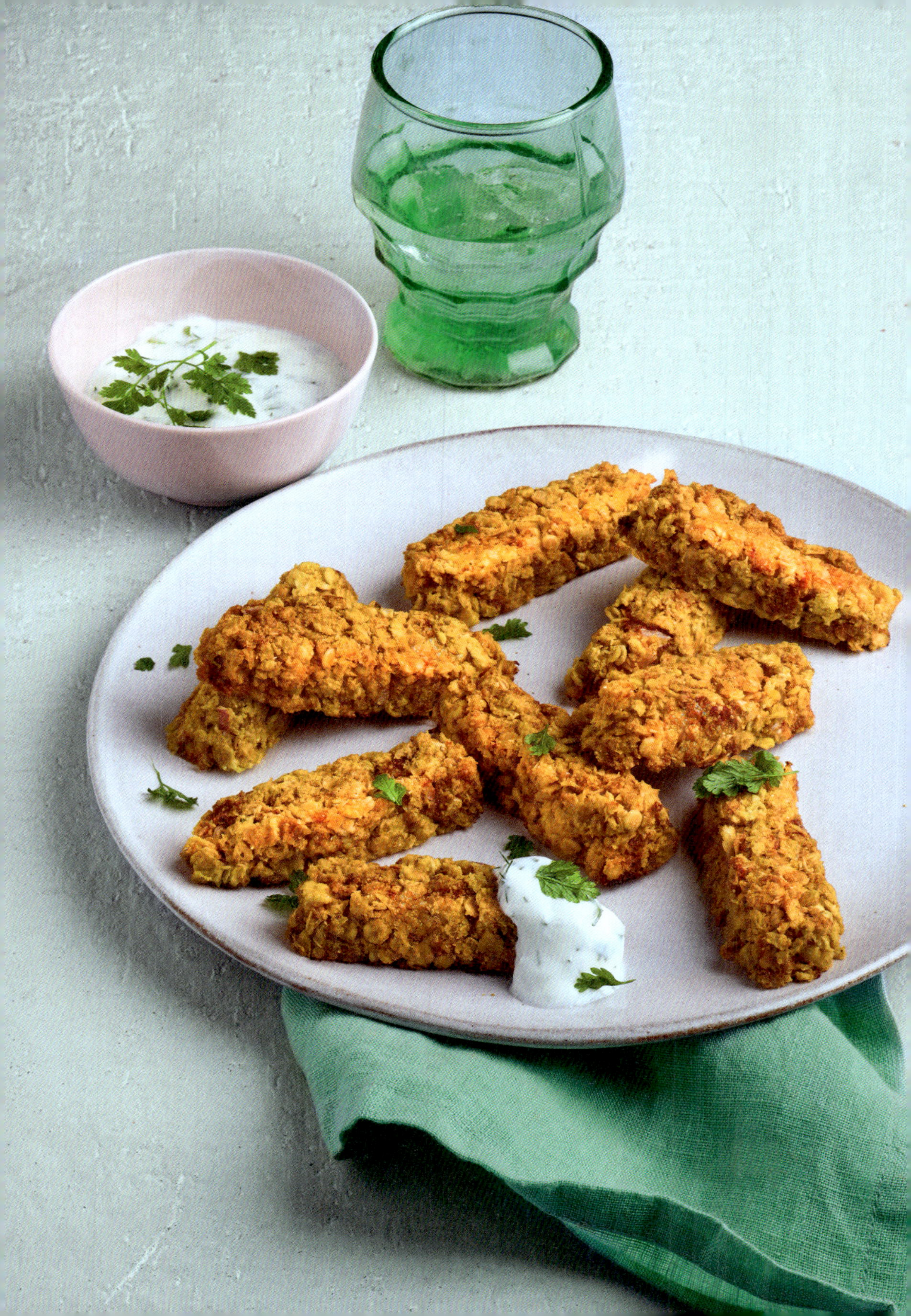

Vitamin B12

Lachsbrot mit Spiegelei

1 Portion
1 Ei • etwas Pflanzenöl • 1 Scheibe Vollkornbrot • 1 EL Frischkäse • 1 Scheibe Räucherlachs • Salz und Pfeffer

- Das Ei mit etwas Pflanzenöl in der Pfanne anbraten.

- Währenddessen das Brot mit Frischkäse bestreichen und mit Lachs belegen. Das Spiegelei mit Salz und Pfeffer würzen und auf das Lachsbrot legen.

Nährstoff-Info
1 Portion deckt den Tagesbedarf Ihres Kindes an Vitamin B_{12}. Das Lachsbrot mit Spiegelei enthält außerdem Omega-3-Fettsäuren und Vitamin D.

Vitamin B12

Käse-Knusperwaffel

1 Portion
etwas Butter • 2 Kartoffeln • 50 g Emmentaler, gerieben • Salz und Pfeffer • Paprikapulver edelsüß

- Ein Waffeleisen vorheizen und mit Butter einfetten.

- Kartoffeln schälen, in hauchdünne Scheiben schneiden und die Hälfte leicht überlappend kreisförmig in das Waffeleisen legen. Die Hälfte des Emmentalers darüberstreuen, mit Salz, Pfeffer und Paprikapulver würzen. Dann eine zweite Lage Kartoffeln darüber verteilen und mit restlichem Käse und Gewürzen bestreuen.

- Das Waffeleisen schließen und die Kartoffeln knusprig braun backen.

Nährstoff-Info
1 Portion deckt 50 % des Tagesbedarfs Ihres Kindes an Vitamin B_{12}. Die Käse-Knusperwaffel ist außerdem eine gute Quelle für Calcium und Zink.

» Käse-Knusperwaffel

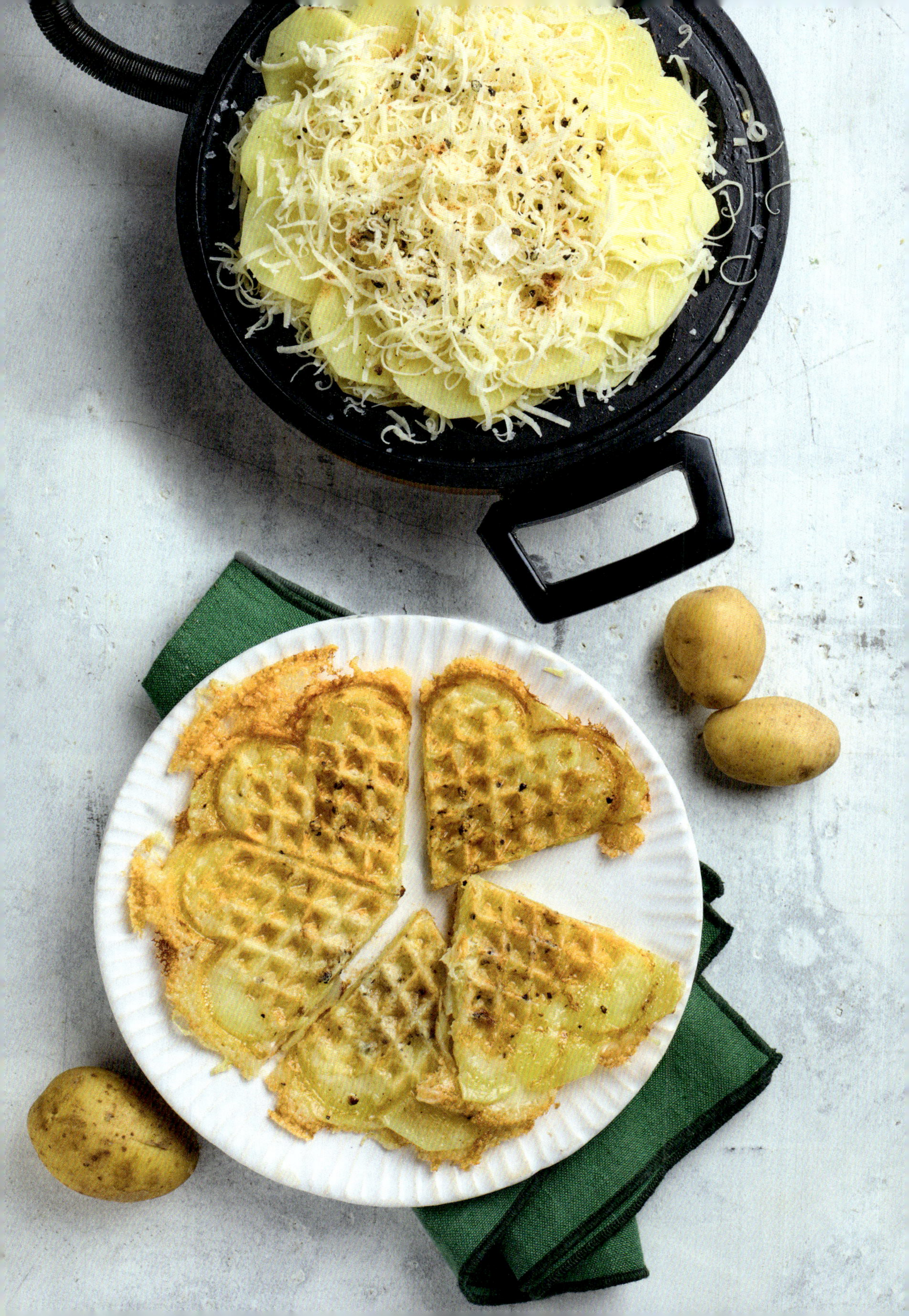

Vitamin C

Bananen-Gemüse-Smoothie

1 Portion

1 Banane, gefroren • 1 Stange Staudensellerie • 1 Handvoll TK-Brokkoli • 1 EL Haferflocken • 1 Spritzer Zitronensaft • ½ TL Vanilleextrakt • ½ TL gemahlener Zimt • ½ TL gemahlene Kurkuma • 1 EL Leinöl

- Die Banane schälen, grob zerkleinern und Staudensellerie putzen. Dann alle Zutaten mit etwas Wasser im Mixer pürieren.

Nährstoff-Info

1 Portion deckt den Tagesbedarf Ihres Kindes an Vitamin C. Der Smoothie ist außerdem reich an Omega-3-Fettsäuren und Vitamin K.

Vitamin C

Nudeln mit Tomaten-Paprika-Sauce

5 Portionen

1 Schalotte • 1–2 Knoblauchzehen • 1 EL Rapsöl • 1 rote Paprikaschote• etwas Agavendicksaft • 6–8 große reife Tomaten oder 800 g geschälte Tomaten (aus der Dose) • Vollkorn-Penne oder -Spirelli • Salz und Pfeffer • Saft von ¼ Zitrone

- Schalotte und Knoblauch fein hacken und in einem Topf in 1 EL Rapsöl andünsten. Paprika klein schneiden, dazugeben und anbraten.

- Dann etwas Agavendicksaft hinzugeben und alles karamellisieren.

- Die Tomaten mit einem kleinen Messer einritzen, mit heißem Wasser übergießen und die Schale abziehen. Dann in den Topf geben.

- Die Nudeln bissfest kochen.

- Die Sauce mit Salz, Pfeffer und Zitronensaft würzen, kurz aufkochen und mit einem Pürierstab pürieren.

Tipp Damit das wertvolle Vitamin C erhalten bleibt, sollte man die Sauce frisch zubereiten und nur kurz aufkochen. Übrigens: Kinder mögen Nudeln aus Dinkelvollkorn meist lieber als aus Weizenvollkorn.

Nährstoff-Info

1 Portion dieser Tomaten-Paprika-Sauce deckt den Tagesbedarf Ihres Kindes an Vitamin C. Das Gericht ist außerdem reich an Vitamin A und B_6.

» Nudeln mit Tomaten-Paprika-Sauce

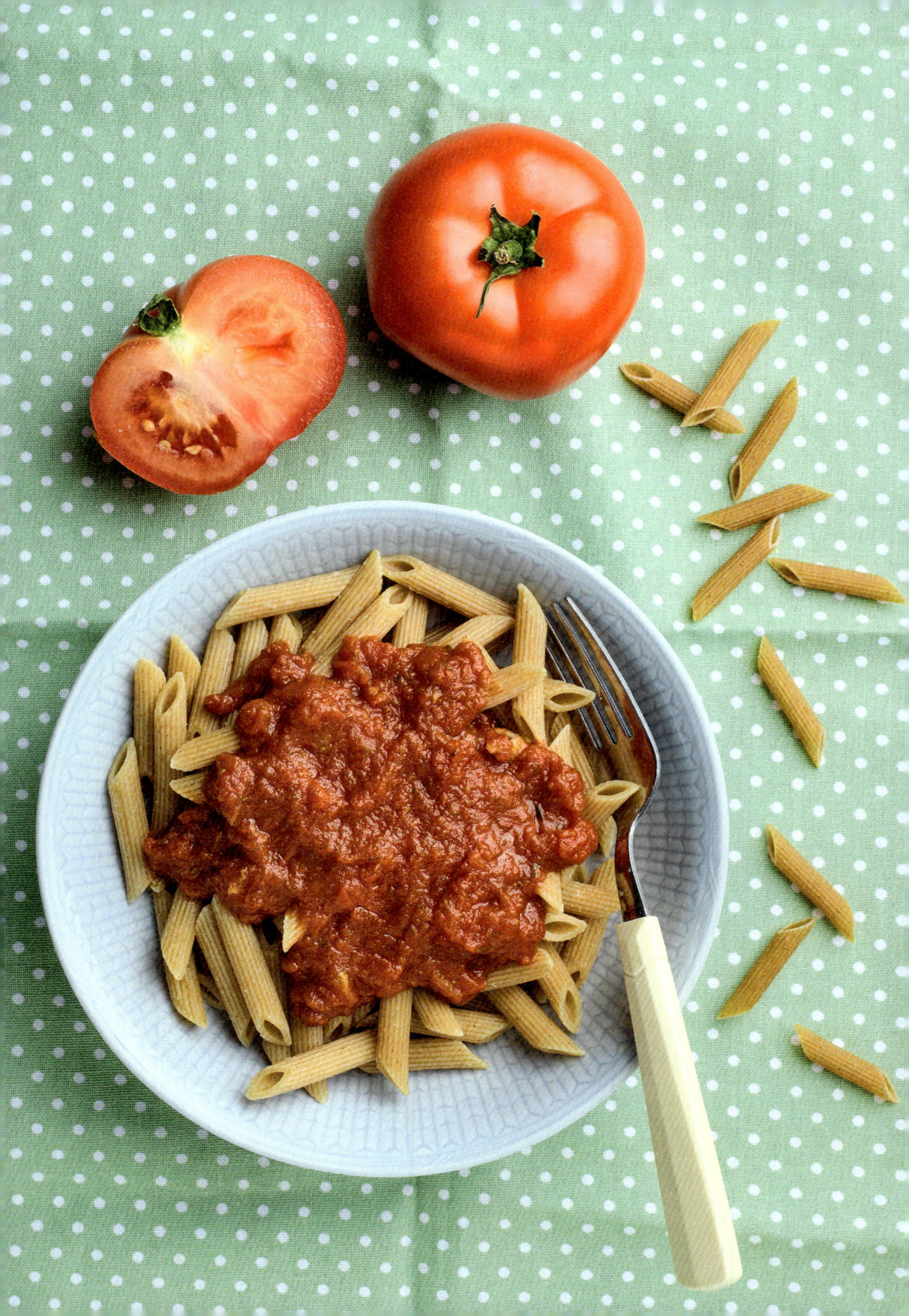

Vitamin C

Vitaminreiche Limonade

1 Portion
Saft von 3 Limetten • 2 Spritzer Agavendicksaft • ein paar Eiswürfel • 2–3 EL TK-Beeren (beliebige Sorte) oder TK-Mangofruchtfleisch • kohlensäurehaltiges Mineralwasser

- Limettensaft in ein Glas geben und mit 2 Spritzern Agavendicksaft süßen. Eiswürfel und Beeren dazugeben und mit Sprudelwasser auffüllen.

Nährstoff-Info

1 Portion deckt ca. 65 % des Tagesbedarfs Ihres Kindes an Vitamin C.

Vitamin D

Vollkornhäppchen mit Räucherlachs

1 Portion
1 Scheibe Vollkornbrot • 20 g Frischkäse • 1 Scheibe Räucherlachs • etwas gehackter frischer Dill (optional)

- Das Brot mit Frischkäse bestreichen und den Räucherlachs darauflegen. In mundgerechte Stücke schneiden und nach Belieben mit Dill garnieren.

Nährstoff-Info

1 Portion deckt über 50 % des Tagesbedarfs Ihres Kindes an Vitamin D.

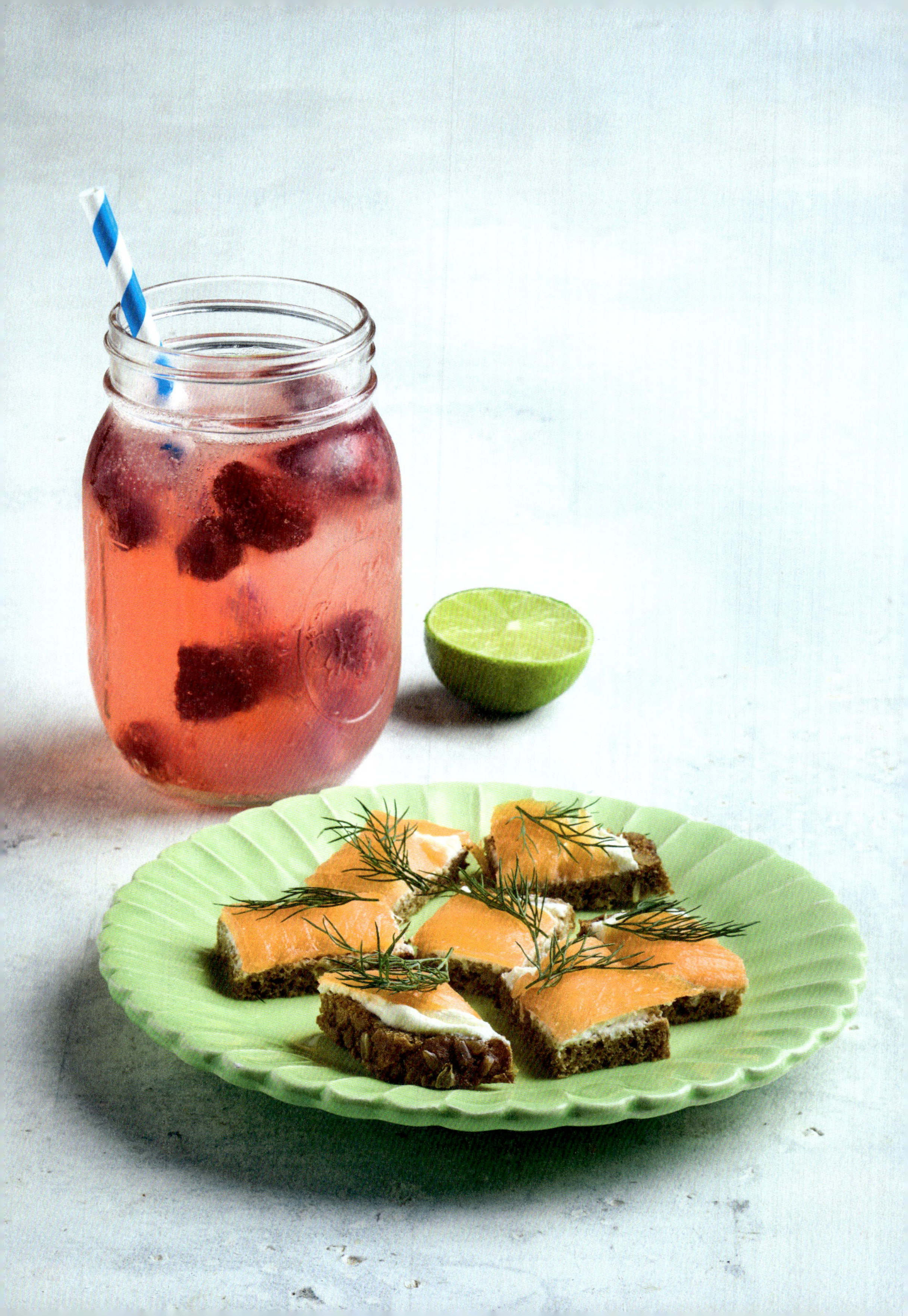

Vitamin D

Champignon-Häppchen

4 Portionen

1 EL Olivenöl • 1 kleine Zwiebel • 1 Knoblauchzehe • 200 g UV-bestrahlte Champignons (siehe die Info weiter vorne, Seite 58) • 4 EL Frischkäse • 1 TL frische Kräuter (z. B. Thymian oder Petersilie) • Salz und Pfeffer • 1 Rolle küchenfertiger Blätterteig • 1 Eigelb, verquirlt, zum Bestreichen (optional)

- Backofen auf 180 °C Umluft vorheizen. Backblech mit Backpapier belegen.

- Olivenöl in einer Pfanne erhitzen. Zwiebel fein hacken, Knoblauch pressen und beides darin glasig anbraten.

- Champignons klein schneiden und hinzufügen. 5–7 Minuten braten, bis sie goldbraun sind. Frischkäse und Kräuter unterrühren und mit Salz und Pfeffer abschmecken.

- Blätterteig in ca. 12 Quadrate schneiden (ca. 8 × 8 cm). Ca. 1 EL der Champignonmasse in die Mitte jedes Quadrats geben. Die Ränder zusammenfalten und leicht andrücken, sodass kleine Päckchen entstehen.

- Die Häppchen auf das Backblech legen. Nach Belieben mit verquirltem Eigelb bestreichen und 15–20 Min. backen, bis sie goldbraun sind.

Nährstoff-Info

3 Häppchen decken 25 % des Tagesbedarfs Ihres Kindes an Vitamin D.

Vitamin D

Grüner Apfel-Smoothie

1 Portion

½ Avocado • 1 Kiwi • 1 Apfel • 1 Handvoll frische Spinatblätter • 2 Brokkoliröschen • 1 EL Zitronen- oder Limettensaft • 100 ml frisch gepresster Orangensaft • 100 ml Wasser oder Haferdrink

- Avocadofleisch aus der Schale lösen, Kiwi schälen. Apfel vom Kerngehäuse befreien (nicht schälen).

- Alles grob zerkleinern und mit den restlichen Zutaten im Mixer pürieren.

Nährstoff-Info

1 Portion deckt den Tagesbedarf Ihres Kindes an Vitamin K. Dieser Smoothie ist außerdem eine gute Quelle für Vitamin C und Magnesium.

Vitamin K

Porridge mit Weizenkeimen und Beeren

1 Portion
50 g zarte Haferflocken • 200 g Haferdrink • 1 Prise Salz • ½ Banane • 2 EL Weizenkeime • ein paar Beeren nach Geschmack zum Bestreuen

- Haferflocken, Haferdrink und Salz in einem Topf verrühren und aufkochen, dann Hitze reduzieren und cremig einkochen. Banane zerquetschen und unterrühren, ebenso 1 EL Weizenkeime.

- Den Porridge in eine Schüssel füllen und mit Beeren und den restlichen Weizenkeimen bestreuen.

Nährstoff-Info
Der Porridge deckt den Tagesbedarf Ihres Kindes an Vitamin K um mehr als das Doppelte. Er ist außerdem reich an Eisen und Vitamin C.

Vitamin K

Grünkohl-Chips

5 Portionen
50 g Grünkohl • 1 EL Olivenöl • Salz und Pfeffer

- Backofen auf 130 °C vorheizen. Ein Backblech mit Backpapier auslegen.

- Grünkohl waschen und trocken tupfen. In einer großen Schüssel mit Öl vermischen und mit Salz und Pfeffer würzen. Auf dem Backblech verteilen und ca. 30 Min. backen.

Nährstoff-Info
½ Handvoll Grünkohl-Chips (= 1 Portion) deckt den Tagesbedarf von Vitamin K Ihres Kindes. Die Chips sind außerdem reich an Vitamin A und C.

Vitamin K

Brokkoli-Wraps

6 Stück

200 g Brokkoli • 2 Eier (Größe L) • 3 EL Mandelmehl • etwas Salz und Pfeffer • Rapsöl, zum Braten

- Brokkoli in Wasser gar kochen und abtropfen lassen.

- Dann mit den übrigen Zutaten außer dem Öl in den Mixer geben und zu einem flüssigen Teig verarbeiten.

- Rapsöl in einer Pfanne erhitzen, etwas Teig hineingeben, ein paar Min. backen, wenden und noch ein paar Min. fortfahren. Auf diese Weise 6 dünne Pfannkuchen backen und diese nach Belieben füllen.

Tipp Für die Füllung eine Guacamole aus Avocado, Zitrone und Salz zubereiten, die Wraps damit bestreichen und mit weiteren Zutaten der Wahl belegen, z. B. mit angebratenen Hähnchenstreifen oder Hackfleisch.

Nährstoff-Info

1 Wrap deckt den Tagesbedarfs Ihres Kindes an Vitamin K. Diese Wraps sind außerdem eine gute Quelle für Vitamin A und C.

CALCIUM

Brombeer-Milchshake

1 Portion

150 g TK-Brombeeren • 1 EL Sesamsamen • 100 g griechischer Joghurt (mit 10 % Fettgehalt) • 150 ml Milch oder calciumreicher Pflanzendrink • 1 TL Agavendicksaft • 1 Spritzer Zitronen- oder Limettensaft (optional)

- Die Brombeeren mit dem Sesam in einem Hochleistungsmixer pürieren. Joghurt, Milch und Agavendicksaft unterrühren. Nach Belieben mit 1 Spritzer Zitronensaft abrunden.

Nährstoff-Info

1 Portion deckt ca. ⅔ des Tagesbedarfs Ihres Kindes an Calcium. Der Milchshake ist außerdem eine gute Quelle für Vitamin B_7 und B_{12}.

» Brokkoli-Wraps

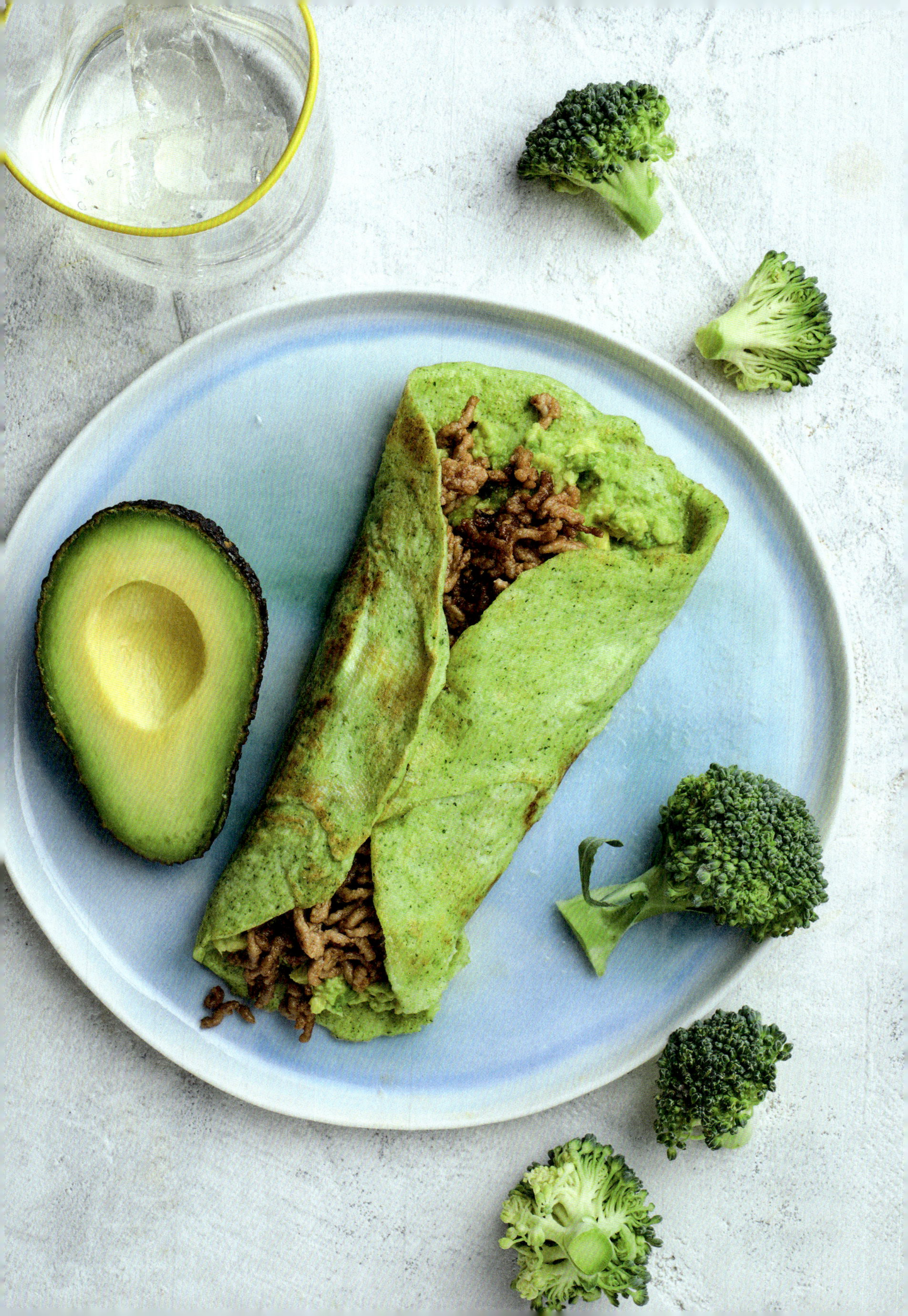

CALCIUM

Vesperbrot mit Käse

1 Portion
1 Scheibe Brot nach Wahl • etwas Butter • 1 dicke Scheibe Bergkäse

- Brot mit etwas Butter bestreichen und mit Käse belegen.

Nährstoff-Info
1 Portion deckt ca. 50 % des Tagesbedarfs Ihres Kindes an Calcium. Käse ist außerdem eine Vitamin-B_{12}-Quelle.

CALCIUM

Parmesan-Cracker

ca. 20 Stück
100 g Parmesan, gerieben • 50 g Dinkel- oder Weizenmehl (Type 1050 oder Vollkorn) • 50 g weiche Butter • 2 EL Milch oder Wasser • 1 TL Backpulver • Salz und Pfeffer • Paprikapulver (optional) • 1 TL Sesam- oder Schwarzkümmelsamen (optional)

- Backofen auf 180 °C vorheizen und ein Backblech mit Backpapier auslegen.

- Parmesan, Mehl, Butter, Milch, Backpulver, je 1 Prise Salz und Pfeffer und nach Belieben Paprikapulver in einer Schüssel zu einem glatten Teig verkneten. Falls er zu trocken ist, etwas mehr Milch oder Wasser hinzufügen.

- Auf einer bemehlten Fläche dünn ausrollen (ca. 2–3 mm dick) und mit einem Messer oder einer Ausstechform kleine Rechtecke oder Kreise ausstechen. Nach Belieben mit Sesam oder Schwarzkümmel bestreuen.

- Ca. 10–12 Minuten goldbraun und knusprig backen.

Nährstoff-Info
Ca. 10 Cracker decken 50 % des Tagesbedarfs Ihres Kindes an Calcium. Außerdem sind sie reich an Vitamin B_{12} und Zink!

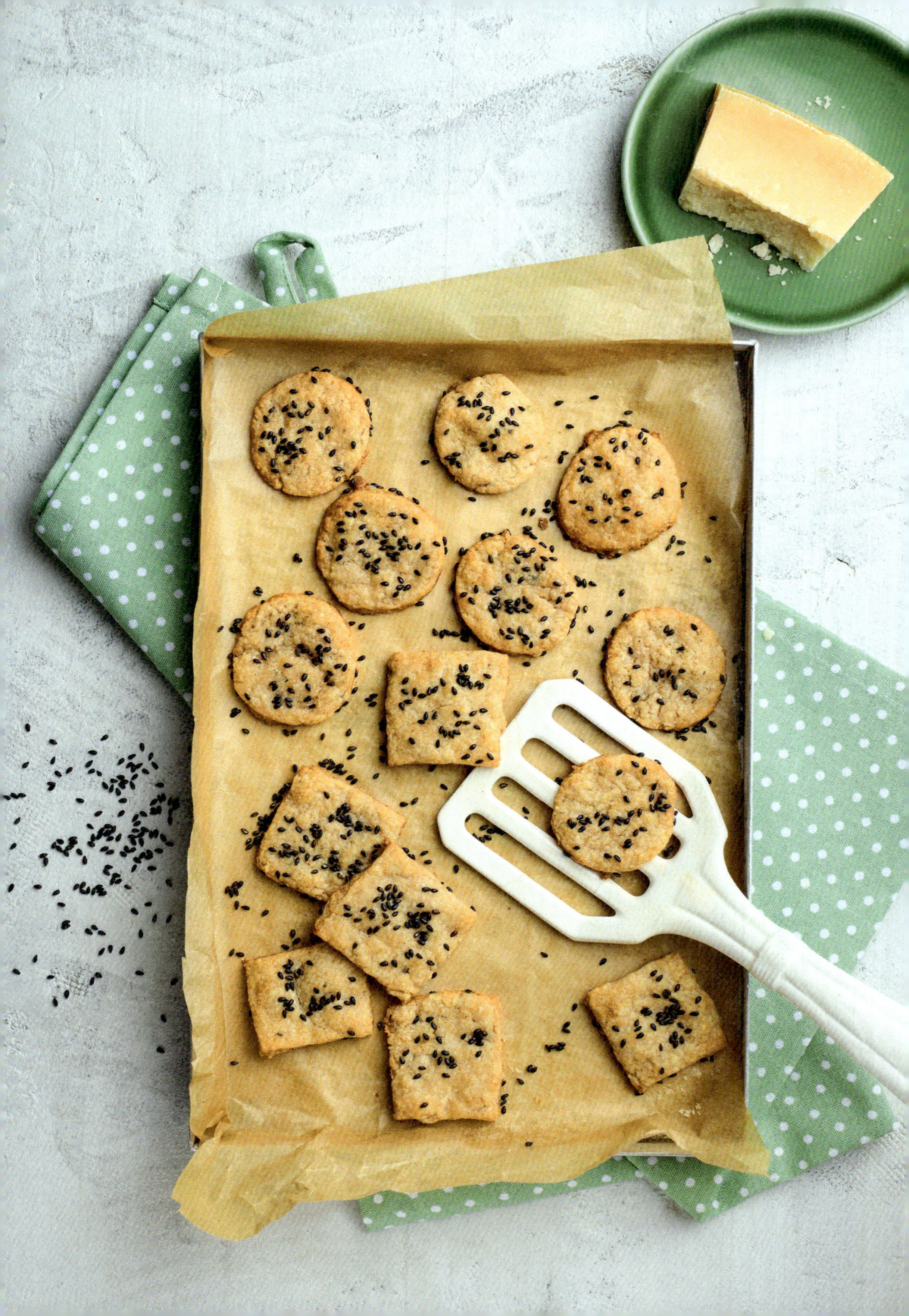

EISEN

Spinat-Heidelbeer-Smoothie

1 Portion

1 Handvoll frischer Baby-Spinat • 1 Tasse TK-Heidelbeeren • 2 TL Hanfsamen • ½ Banane • 1 Spritzer frisch gepresster Zitronensaft • 200 ml vegane Milchalternative (z. B. Hafer- oder Mandeldrink) • frisch geriebener Ingwer (optional)

- Alle Zutaten in einem Hochleistungsmixer pürieren.

Nährstoff-Info

1 Portion deckt ca. 50 % des Tagesbedarfs Ihres Kindes an Eisen. Der Smoothie enthält außerdem viel Vitamin C – perfekt für die Aufnahme des Eisens!

EISEN

Schnelle Hanfsamen-Chia-Pancakes

2 Portionen

3 EL Hanfsamen • 1 EL Chiasamen • 1 reife Banane • 1 Ei • 120 g Dinkelvollkornmehl • ¼ Päckchen Backpulver • 2 EL Joghurt (3,5 % Fett) • 1 EL Agavendicksaft • 1 EL neutrales Öl, z. B. Sonnenblumenöl • zerkleinerte Früchte der Saison (nach Belieben)

- Alle Zutaten außer dem Öl und den Früchten im Mixer fein pürieren.

- Öl in einer Pfanne erhitzen und Pancakes ca. 3 Minuten von jeder Seite knusprig backen.

- Die Pancakes nach Belieben mit Früchten der Saison toppen.

Nährstoff-Info

1 Portion deckt den Tagesbedarf Ihres Kindes an Eisen. Die Pancakes sind außerdem reich an Vitamin B_1 • B_3 und Omega-3-Fettsäuren.

EISEN

Schoko-Kirsch-Granola

10 Portionen

50 g Ahornsirup • 50 g neutrales Öl, z. B. Sonnenblumenöl • ½ TL Salz • 300 g kernige Haferflocken • 200 g Mandel- oder Cashewkerne • 50 g Kürbiskerne • 60 g dunkle Schokolade • 70 g getrocknete Sauerkirschen (alternativ Cranberrys) • ½ TL gemahlener Zimt • 20 g reines Kakaopulver • 40 g Kakaonibs

- Backofen auf 150 °C vorheizen. Ein Backblech mit Backpapier auslegen.

- 150 ml Wasser, Ahornsirup, Öl und Salz in einem Topf verrühren und kurz aufkochen, sodass ein flüssiger Sirup entsteht.

- Haferflocken, Mandeln und Kürbiskerne in einer großen Schüssel mischen, mit dem Sirup übergießen und umrühren. Auf dem Backblech verteilen und 10 Min. backen, dann umrühren und nochmals 10 Min. backen. Abkühlen lassen.

- Schokolade hacken und mit Sauerkirschen, Zimt, Kakaopulver, Kakaonibs und dem Granola mischen. Luftdicht verpackt aufbewahren.

Nährstoff-Info

1 Portion deckt den Tagesbedarf Ihres Kindes an Eisen.

EISEN

Hirsebällchen

3 Portionen

1 Knoblauchzehe • 1 weiße Zwiebel • 1 EL Butter • 200 g Hirse • 600 ml Gemüsebrühe • 1 Brötchen vom Vortag • 300 g Fleisch vom Hokkaidokürbis oder Möhren • 2 Eier • 2 EL Mehl • 100 g Semmelbrösel • Salz und Pfeffer • geriebene Muskatnuss • 1 EL Bratöl

- Knoblauch und Zwiebel fein hacken und in Butter in einem Topf dünsten.

- Hirse gründlich waschen, abtropfen lassen. Mit der Brühe in den Topf geben, aufkochen und ca. 15 Min. auf niedriger Stufe köcheln lassen, bis die Flüssigkeit verkocht ist. Dann vom Herd nehmen und ca. 15 Minuten ausquellen lassen.

- Brötchen in 100 ml lauwarmem Wasser einweichen, ausdrücken. Kürbis raspeln und mit Hirse, Brötchen und Eiern mischen.

- Mehl und Semmelbrösel unterkneten. Mit Salz, Pfeffer und Muskat würzen. Den Teig zu kleinen Bällchen formen. In einer großen Pfanne Öl erhitzen, Hirsebällchen darin portionsweise rundum ca. 8 Min. braten und anschließend auf Küchenpapier abtropfen lassen.

Nährstoff-Info

5 Bällchen decken den Tagesbedarf Ihres Kindes an Eisen. Sie sind außerdem reich an Vitamin A und Zink.

MAGNESIUM

Knusper-Nuss-Mix aus dem Ofen

1 Portion
50 g Kürbiskerne • 30 g Sonnenblumenkerne • 20 g Cashewkerne • etwas Olivenöl • 1 Knoblauchzehe (optional) • Salz und Pfeffer

● Nüsse mit etwas Öl in der Pfanne rösten, nach Belieben Knoblauch dazupressen. Mit etwas Salz und Pfeffer würzen.

Nährstoff-Info
1 Portion deckt 50 % des Tagesbedarfs Ihres Kindes an Magnesium. Außerdem ist der Knusper-Nuss-Mix reich an Vitamin B_1 und B_3.

MAGNESIUM

Mandel-Shake

1 Portion
1 EL Kürbiskerne • 1 TL reines Kakaopulver • 2 TL Mandelmus • ½ gefrorene Banane • ½ Avocado • 200 ml Mandeldrink

● Kürbiskerne im Mixer zu feinem Mehl verarbeiten.

● Dann den Kakao, das Mandelmus und die gefrorene Banane hinzugeben. Avocado aus der Schale lösen, mit einer Gabel leicht zerdrücken und dazugeben.

● Mandeldrink dazugießen und alles zu einem cremigen Shake pürieren.

Nährstoff-Info
1 Portion deckt den Tagesbedarf Ihres Kindes an Magnesium. Außerdem ist der Shake reich an Vitamin B_2 und B_6.

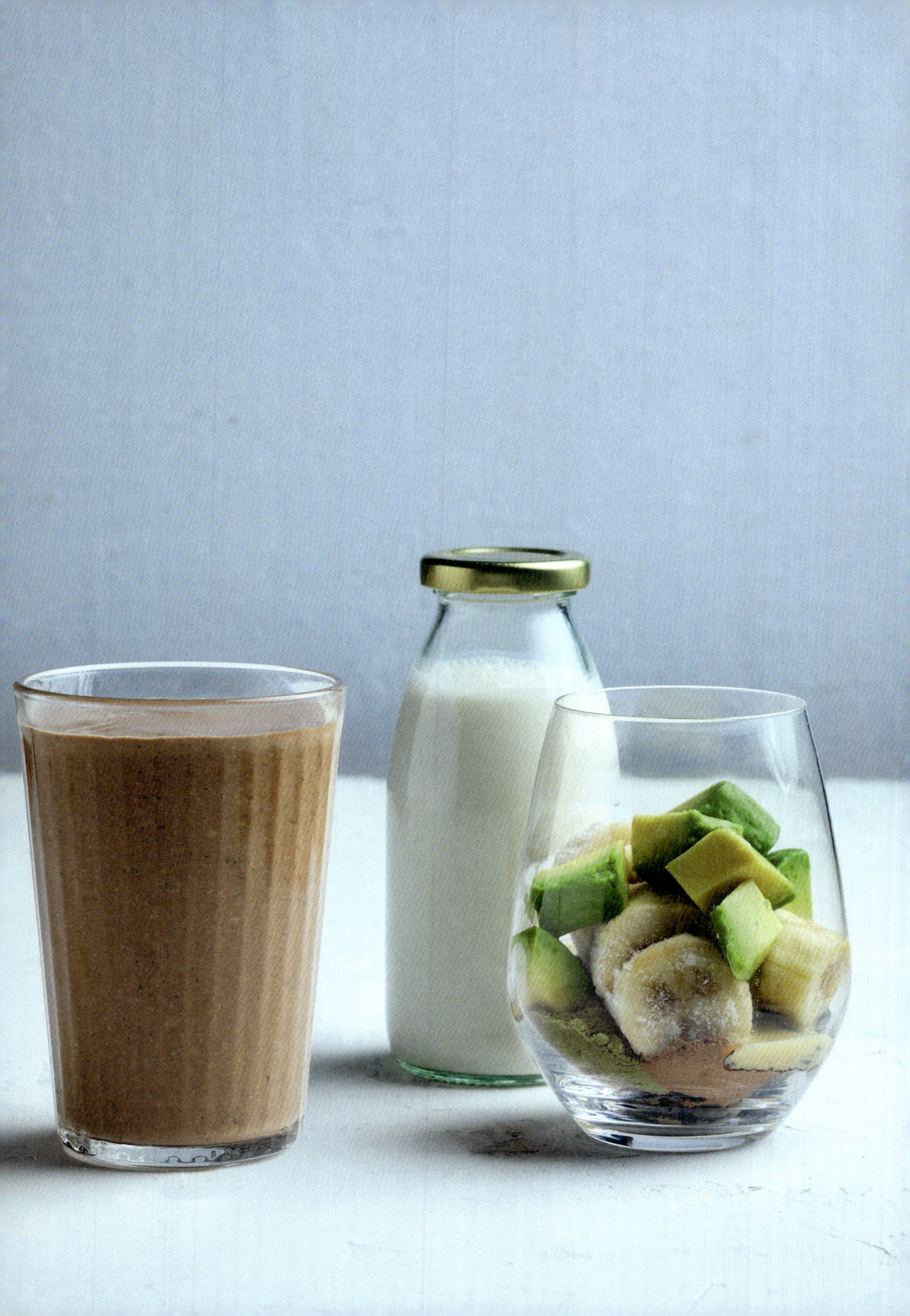

MAGNESIUM

Knusperriegel

ca. 12 Riegel

50 g Kürbiskerne • 50 g Leinsamen • 100 g Sonnenblumenkerne • 100 g gehackte Mandelkerne • 120 g getrocknete Cranberrys • 125 g Butter • 100 g flüssiger Honig oder Ahornsirup • 200 g Vollkornhaferflocken • 2 Eiweiß

- Backofen auf 170 °C Ober-/Unterhitze (oder 150 °C Umluft) vorheizen. Ein Backblech mit Backpapier auslegen.

- In einer Pfanne ohne Fett Saaten und Nüsse kurz rösten. Cranberrys grob hacken. Butter mit Honig in einem Topf zerlassen, kurz abkühlen lassen.

- Haferflocken, Cranberrys und geröstete Saaten und Nüsse in eine Schüssel geben.

- Eiweiß steif schlagen und beiseitestellen.

- Butter-Honig-Masse zu den trockenen Zutaten geben und alles mit einem Teigspatel oder Kochlöffel gut verrühren. Jetzt den Eischnee vorsichtig unterheben.

- Nussmasse 1–2 cm dick auf das Blech streichen, fest andrücken und ca. 18–20 Min. backen. Auf dem Blech abkühlen lassen und dann mit einem scharfen Messer in ca. 12 Riegel schneiden.

Nährstoff-Info

2 Riegel decken den Tagesbedarf Ihres Kindes an Magnesium. Sie sind außerdem reich an den Vitaminen B_1 • B_3 und B_7.

OMEGA 3

Beeren-Bananen-Smoothie

2 Portionen

1 Banane • 150 g TK-Beeren • 150 g Joghurt • 2 EL Haferflocken • 100 ml Haferdrink oder Wasser • ½ TL Omega-3-Öl • 1 EL Leinsamenöl • ½ TL Honig (optional)

- Die Banane grob zerkleinern und mit den anderen Zutaten im Mixer pürieren.

Nährstoff-Info

1 Portion deckt den Tagesbedarf Ihres Kindes an Omega-3-Fettsäuren. Der Smoothie ist zudem reich an Calcium und Vitamin C.

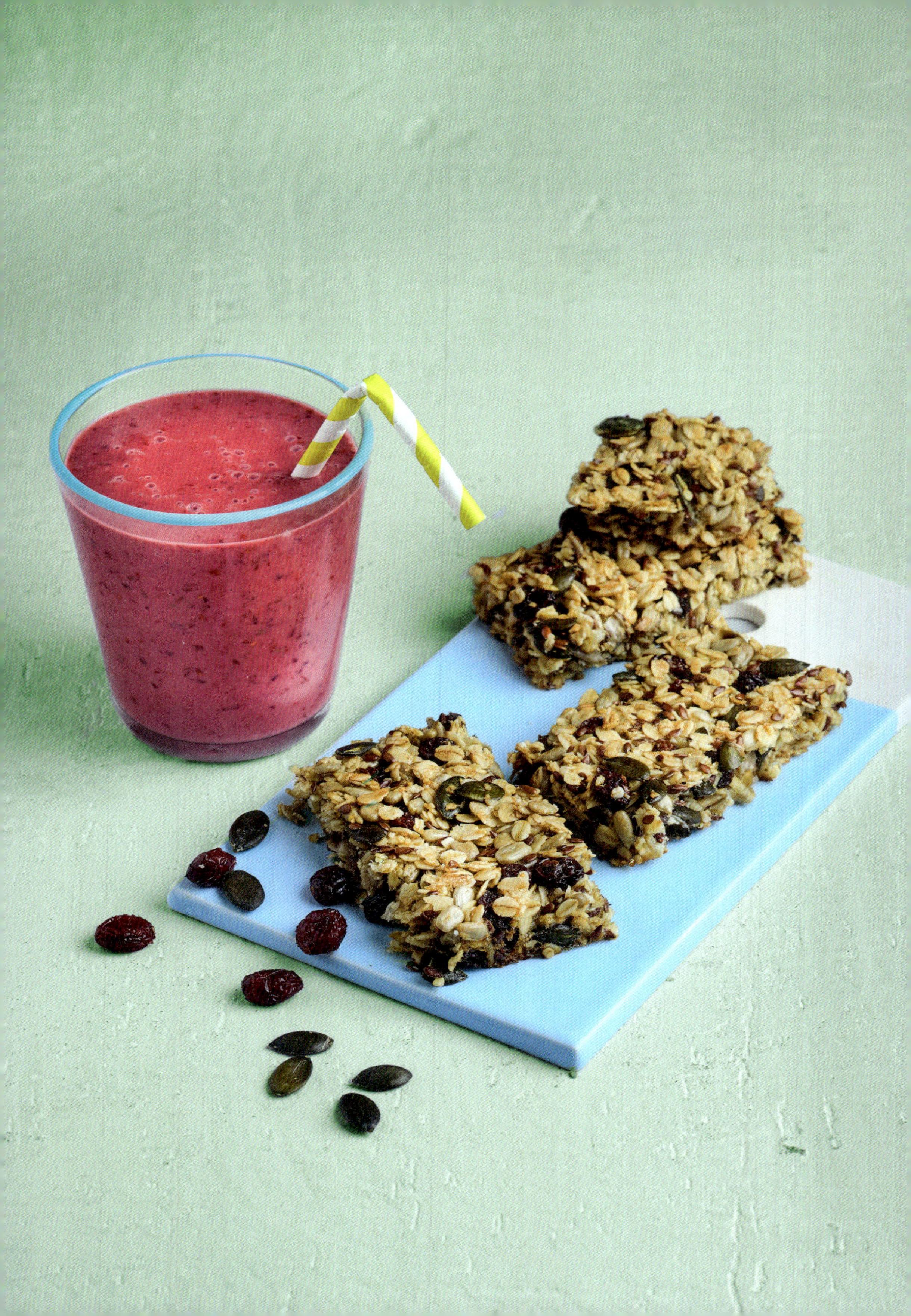

OMEGA 3

Overnight Oats mit Leinsamen

1 Portion

3 EL zarte Haferflocken • 1 TL Leinsamen • 150 ml Haferdrink (am besten mit Calcium aus Algen angereichert) • 2 EL Quark, 40 % Fettgehalt • 1 TL Leinsamenöl • ½ TL Omega-3-Öl • Topping nach Belieben, z. B. Chiasamen, Leinsamen, Hanfsamen, Sonnenblumenkerne, gehackte Mandeln, Amaranth- oder Quinoa-Pops • etwas frisches Obst nach Belieben

- Haferflocken und Leinsamen über Nacht im Haferdrink einweichen.

- Am nächsten Tag mit Quark und den Ölen verrühren. Mit Topping bestreuen und mit Obst servieren.

Nährstoff-Info

1 Portion deckt den Tagesbedarf Ihres Kindes an Omega-3-Fettsäuren und ist außerdem reich an Calcium und Eisen.

OMEGA 3

Schoko-Chia-Pudding mit Toppings

1 Portion

¼ Banane • 1 TL geschrotete Leinsamen • 3 TL Chiasamen • 100 ml Haferdrink • 1 EL Nussmus, z. B. Mandelmus • ½ TL reines Kakaopulver • Toppings nach Belieben, z. B. Joghurt, Beeren, Nüsse, Kakaonibs

- Alle Zutaten bis auf die Toppings in einen Mixer geben und pürieren. In ein Gläschen füllen und über Nacht kalt stellen.

- Mit Toppings servieren.

Nährstoff-Info

1 Portion deckt den Tagesbedarf Ihres Kindes an Omega-3-Fettsäuren und ist außerdem reich an Magnesium und Vitamin B_1.

» Schoko-Chia-Pudding mit Toppings

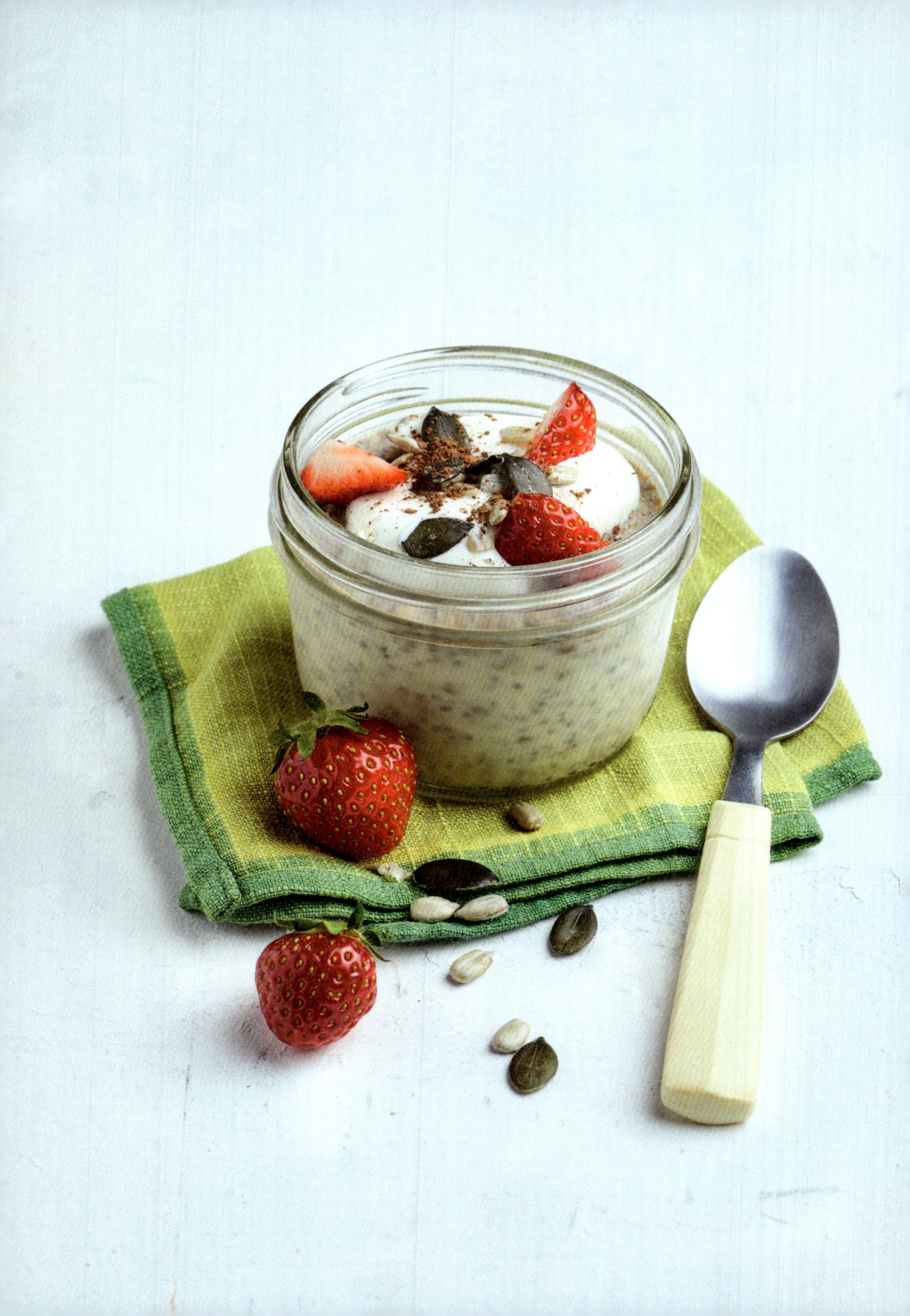

SELEN

Schoko-Kokos-Smoothie

2 Portionen

40 g zarte Haferflocken • 2 EL reines Kakaopulver • 2 EL Weizenkleie • 2 EL Sesam • 100 ml Kokosmilch • 200 ml Haferdrink • 1 getrocknete Dattel (optional)

- Alle trockenen Zutaten im Hochleistungsmixer fein mahlen, anschließend mit Kokosmilch und Haferdrink noch einmal kurz pürieren.

- Nach Belieben die Dattel entsteinen und ebenfalls hinzufügen. Alles noch einmal 90 Sek. mixen.

Nährstoff-Info

1 Portion deckt ca. 25 % des Tagesbedarfs Ihres Kindes an Selen. Der Smoothie ist außerdem reich an Eisen und Vitamin K.

SELEN

Cashew-Creme mit Kokosraspeln

1 Glas mit 200 ml oder ca. 10 Portionen

30 g Margarine • 40 g Rohrohrzucker • 100 ml vegane Milchalternative • 150 g Cashewkerne • 1 TL gemahlener Zimt • 4 EL Kokosraspel

- Ein Schraubglas (200 ml Fassungsvermögen) sterilisieren.

- In einem Topf Margarine mit Zucker bei mittlerer Hitze unter Rühren erwärmen, bis die Masse karamellisiert. Dann mit der veganen Milchalternative ablöschen und 3–5 Min. unter Rühren köcheln lassen.

- Die Masse mit den Cashewkernen vermischen und 2 Std. abkühlen lassen.

- Zimt und Kokosraspel dazugeben und alles im Mixer fein pürieren. Die Creme in das Glas füllen und gut verschließen.

Tipp Im Kühlschrank hält sich die Creme 4 Wochen. Nach dem Öffnen möglichst innerhalb von 1 Woche verzehren.

Nährstoff-Info

1 Portion deckt ca. 50 % des Tagesbedarfs Ihres Kindes an Selen und ist außerdem reich an Magnesium und Vitamin B_1.

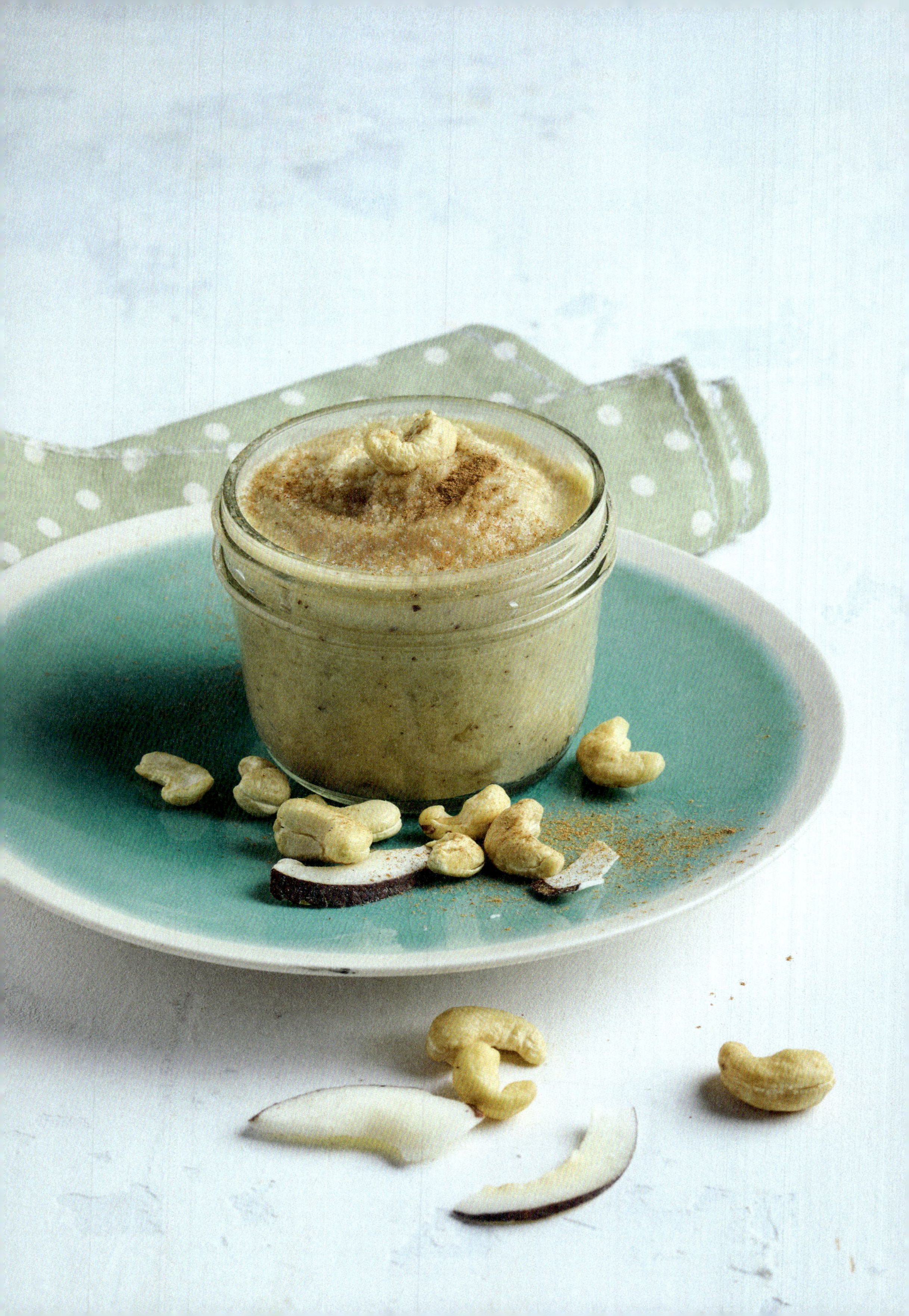

SELEN

Müsli-Topping

1 Portion
15 g Kokosraspel • ½ TL Kokosfett • etwas Honig

● Alle Zutaten zusammen in einer Pfanne rösten und anschließend abkühlen lassen.

Nährstoff-Info
1 Portion deckt den Tagesbedarf Ihres Kindes an Selen.

ZINK

Pfirsich-Buttermilch-Smoothie

1 Portion
1 Pfirsich • ½ Mango (TK oder frisch) • 1 EL Weizenkeimpulver oder 1 EL Weizenkeime • 20 g gepuffter Amaranth • 100 ml Buttermilch

● Pfirsich entsteinen und grob zerkleinern, ggf. auch die Mango. Beides mit den anderen Zutaten im Mixer pürieren.

Nährstoff-Info
1 Portion deckt ca. 80 % des Tagesbedarfs Ihres Kindes an Zink. Der Smoothie ist außerdem reich an Vitamin K und Vitamin B_9.

ZINK

Sesam-Porridge

4 Portionen

80 g kernige Haferflocken • 1 EL Leinsamen • 1 EL gerösteter Sesamsamen • 80 ml Haferdrink • 1 ½ EL Tahini • 1 TL gemahlener Zimt • 1 reife Banane • Toppings, z. B. Beeren, Mandelmus, Nüsse (optional)

- Haferflocken, Leinsamen und Sesam in einem Topf einige Min. unter Rühren anrösten, dann mit 80 ml Wasser und mit dem Haferdrink ablöschen, kurz aufkochen und unter Rühren 10 Min. fortfahren.

- Vom Herd nehmen und Tahini und Zimt unterrühren. Die Banane zerdrücken und untermischen.

- Den Porridge mit Toppings der Wahl bestreuen.

Nährstoff-Info

1 Portion deckt ca. 30 % des Tagesbedarfs Ihres Kindes an Zink. Der Porridge ist außerdem reich an Vitamin B_1 • B_7 und Magnesium.

ZINK

Saatenbrot ohne Hefe und Mehl

ca. 20 Portionen

75 g kernige Haferflocken • 75 g zarte Haferflocken • 130 g Sonnenblumenkerne • 100 g Leinsamenschrot • 40 g Kürbiskerne • 1 TL Salz • 2 EL Agavendicksaft • 3 EL Olivenöl

- Die trockenen Zutaten miteinander vermengen, danach Agavendicksaft, Olivenöl und 350 ml warmes Wasser dazugeben. Die Masse so lange kneten, bis ein klebriger Teig entsteht.

- Diesen 2 Std. oder über Nacht abgedeckt (am besten mit einem feuchten Küchentuch) ruhen lassen.

- Backofen auf 180 °C Ober-/Unterhitze vorheizen.

- Eine Kastenform (25 cm) mit Backpapier auskleiden, den Teig hineingeben und glatt streichen. 30 Min. backen. Das Brot anschließend aus der Form nehmen, umdrehen und nochmals 30–40 Min auf dem Backblech backen.

Nährstoff-Info

1 Portion deckt 30–40 % des Tagesbedarfs Ihres Kindes an Zink. Das Brot ist außerdem eine super Quelle für Eisen und Magnesium.

ZINK

Sonnenblumenkern-Topping

ca. 10 Portionen

1 EL Olivenöl • 2 TL Paprikapulver edelsüß • 1 TL Salz • ½ TL Cayennepfeffer (optional) • 200 g Sonnenblumenkerne oder andere Saaten oder Nüsse

- In einer Schüssel alle Zutaten bis auf die Sonnenblumenkerne verrühren, dann die Kerne untermischen.

- Die Masse in einer Pfanne leicht anrösten, anschließend abkühlen lassen. Sie eignet sich gut als Topping für warme Speisen, wie z. B. Kartoffelbrei.

Nährstoff-Info

1 Portion deckt ca. 25 % des Tagesbedarfs Ihres Kindes an Zink. Das Topping ist außerdem reich an Vitamin B_1 • B_7 und Magnesium.

Selbst gemachtes »Actimel«

1 Portion

150 g Naturjoghurt • 150 g vegane Milchalternative • 200 g Maracujasaft (mit 100 % Fruchtsaft) oder frisch gepresster Saft von 1 Orange

- Die Zutaten im Mixer pürieren.

Nährstoff-Info

Dies ist ein toller Mikrobiom-Booster und enthält außerdem noch Vitamin C.

» Selbst gemachtes »Actimel«

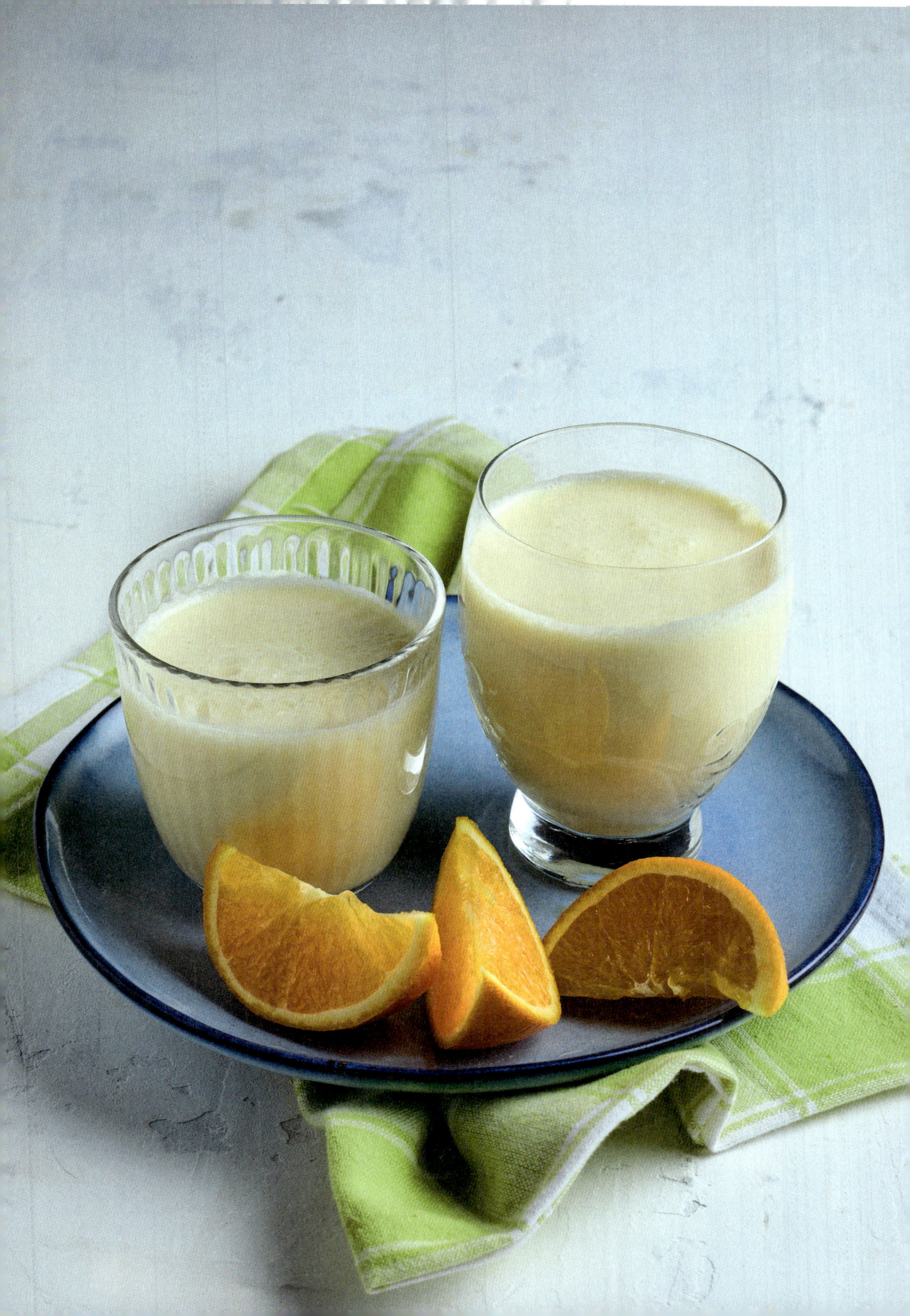

Selbst gemachter Kokosjoghurt

1 Portion
1 Pck. Präbiotikum oder Joghurt-Starterkultur • 400 ml Kokosmilch aus der Dose

- Präbiotikum in das Kokosfett einrühren, d. h. in die festen Bestandteile der Kokosmilch. Die Hälfte der flüssigen Kokosmilch unterrühren, den Rest für andere Speisen verwenden, sonst wird der Joghurt zu flüssig.
- Über Nacht bei 30–40 °C (etwa auf der Heizung) stehen lassen, so kultivieren sich die Bakterien hervorragend.
- Anschließend kalt stellen und fest werden lassen.

Tipp Anstelle des Probiotikums können Sie für den nächsten Joghurt dann einen Löffel von dem selbst gemachten Kokosjoghurt verwenden.

Nährstoff-Info
Dies ist ein toller Mikrobiom-Booster. Die in der Kokosmilch enthaltene Laurinsäure wirkt außerdem antiinfektiös.

Kombucha

4–5 Portionen
500–750 ml Hagebuttentee • 100 g brauner Zucker • Scoby (Starterset für Kombucha, erhältlich im Reformhaus oder Internet) • 100 g Beeren oder andere Früchte, 100 ml Obstsaft oder 30 g kandierter Ingwer für die Zweitfermentation (optional)

- Den Tee 15 Min. ziehen lassen. Dann den Zucker darin auflösen und etwas abkühlen lassen, bis der Tee lauwarm ist.
- Den gesüßten Tee zum Scoby geben und in einem Gärgefäß ca. 7 Tage ruhen lassen (je länger man ihn stehen lässt, umso mehr Zucker wird durch Fermentation umgesetzt, und desto saurer wird das Getränk).
- Anschließend für eine »Zweitfermentation« noch Beeren, andere Früchte, Obstsaft oder kandierten Ingwer hinzugeben und weitere 2 Tage fermentieren lassen. Dadurch verändert sich der Geschmack und es bildet sich Kohlensäure. Dabei den Deckel täglich kurz öffnen, damit die Flasche nicht explodiert.

Nährstoff-Info
Dies ist ein toller Mikrobiom-Booster. Zudem wirkt Hagebuttentee antientzündlich und die Beeren sind ein zusätzlicher Vitamin-C-Kick.

» Kombucha

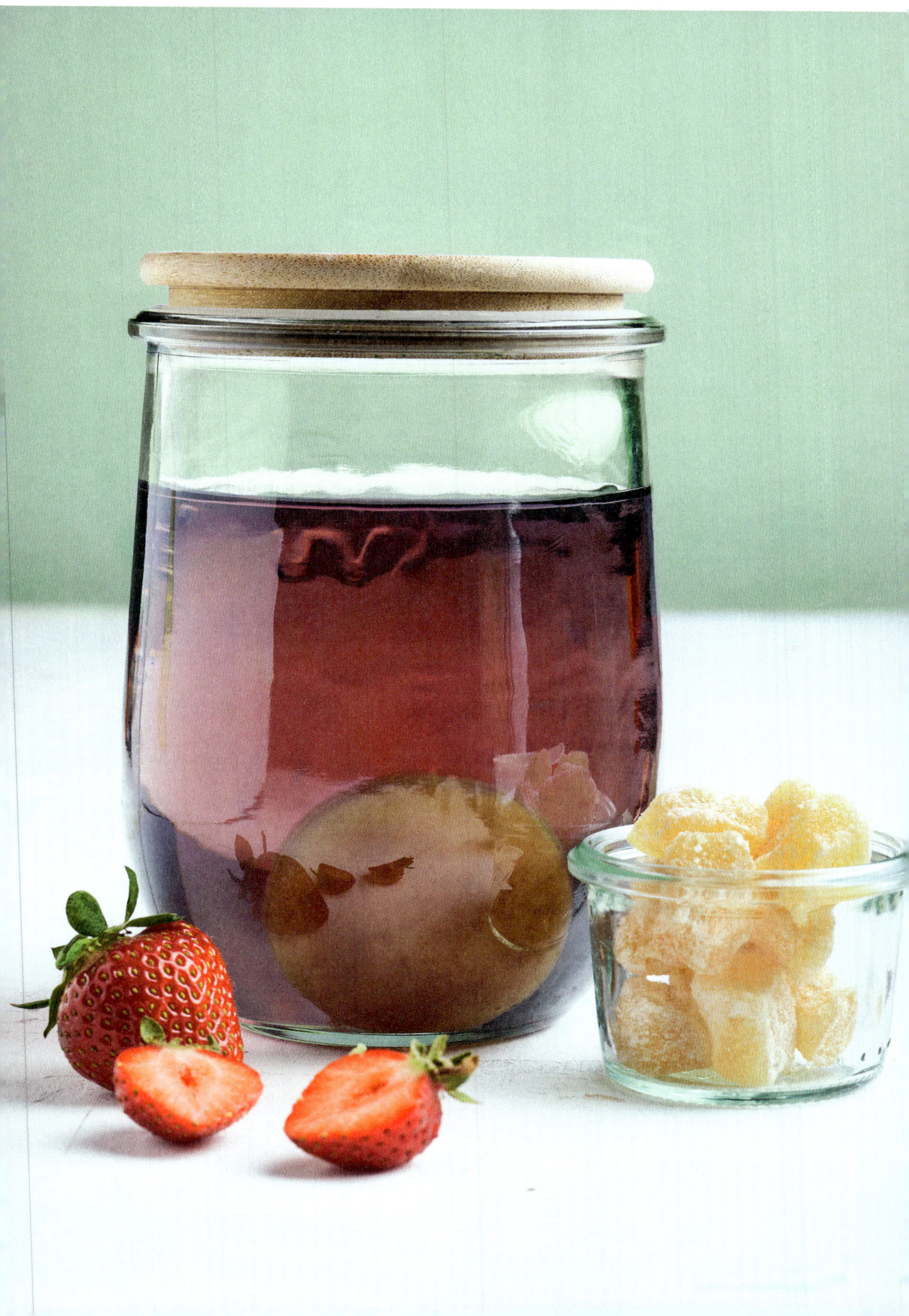

Referenzwerte gemäß der Empfehlungen der DGE

Alle Angaben verstehen sich als empfohlene Mengen pro Tag.

Vitamin A (Retinoläquivalente)

Säuglinge 0 bis < 4 Monate: 500 µg RE (Retinoläquivalente)
4–12 Monate: 400 µg RE

Kinder 1 bis < 4 Jahre: 300 µg RE
4 bis < 7 Jahre: 350 µg RE
7 bis < 10 Jahre: 450 µg RE
10 bis < 13 Jahre: 600 µg RE

Jungen/Mädchen im Jugendalter
13 bis < 15 Jahre: 800/700 µg RE
15 bis < 19 Jahre: 950/800 µg RE

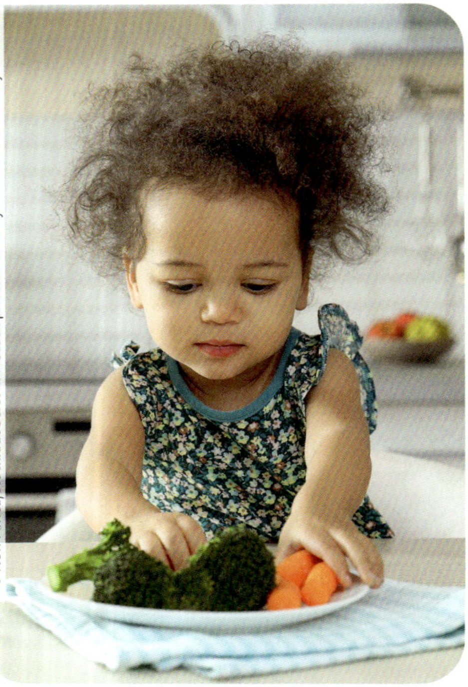

Vitamin B_1 (Thiamin)

Säuglinge 0 bis < 4 Monate: 0,2 mg
4 bis < 12 Monate: 0,4 mg

Kinder 1 bis < 4 Jahre: 0,6 mg
4 bis < 7 Jahre: 0,7 mg
7 bis < 10 Jahre: 0,9/0,8 mg
10 bis < 13 Jahre: 1,0/0,9 mg

Jungen/Mädchen im Jugendalter
13 bis < 15 Jahre: 1,2/1,0 mg
15 bis < 19 Jahre: 1,4/1,1 mg

Vitamin B_2 (Riboflavin)

Säuglinge 0 bis < 4 Monate: 0,3 mg
4 bis < 12 Monate: 0,4 mg

Kinder 1 bis < 4 Jahre: 0,7 mg
4 bis < 7 Jahre: 0,8 mg
7 bis < 10 Jahre: 1,0/0,9 mg
10 bis < 13 Jahre: 1,1/1,0 mg

Jungen/Mädchen im Jugendalter
13 bis < 15 Jahre: 1,4/1,1 mg
15 bis < 19 Jahre: 1,6/1,2 mg

Vitamin B_3 (Niacin)

Säuglinge 0 bis < 4 Monate: 2 mg
4 bis < 12 Monate: 5 mg

Kinder 1 bis < 4 Jahre: 8 mg
4 bis < 7 Jahre: 9 mg
7 bis < 10 Jahre: 8 mg
10 bis < 13 Jahre: 13/11 mg

Jungen/Mädchen im Jugendalter
13 bis < 15 Jahre: 15/13 mg
15 bis < 19 Jahre: 17/13 mg

Vitamin B_6 (Pyridoxin)

Säuglinge 0 bis < 4 Monate: 0,1 mg
4 bis < 12 Monate: 0,3 mg

Kinder 1 bis < 4 Jahre: 0,6 mg
4 bis < 7 Jahre: 0,7 mg
7 bis < 10 Jahre: 1,0 mg
10 bis < 13 Jahre: 1,2 mg

Jungen/Mädchen im Jugendalter
13 bis < 15 Jahre: 1,5/1,4 mg
15 bis < 19 Jahre: 1,6/1,4 mg

Vitamin B_7 (Biotin)

Säuglinge 0 bis < 4 Monate: 4 µg
4 bis < 12 Monate: 6 µg

Kinder 1 bis < 4 Jahre: 20 µg
4 bis < 7 Jahre: 25 µg
7 bis < 10 Jahre: 25 µg
10 bis < 13 Jahre: 35 µg

Jungen/Mädchen im Jugendalter
13 bis < 15 Jahre: 35 µg
15 bis < 19 Jahre: 40 µg

Vitamin B_9 (Folsäure)

Säuglinge 0 bis < 4 Monate: 60 µg
4 bis < 12 Monate: 80 µg

Kinder 1 bis < 4 Jahre: 120 µg
4 bis < 7 Jahre: 140 µg
7 bis < 10 Jahre: 180 µg
10 bis < 13 Jahre: 240 µg

Jungen/Mädchen im Jugendalter
13 bis < 15 Jahre: 300 µg
15 bis < 19 Jahre: 300 µg

Vitamin B_{12} (Cobalamin)

Säuglinge 0 bis < 4 Monate: 0,5 µg
4 bis < 12 Monate: 1,4 µg

Kinder 1 bis < 4 Jahre: 1,5 µg
4 bis < 7 Jahre: 2,0 µg
7 bis < 10 Jahre: 2,5 µg
10 bis < 13 Jahre: 3,5 µg

Jungen/Mädchen im Jugendalter
13 bis < 15 Jahre: 4,0 µg
15 bis < 19 Jahre: 4,0 µg

Vitamin C

Säuglinge 0 bis < 4 Monate: 20 mg
4 bis < 12 Monate: 20 mg

Kinder 1 bis < 4 Jahre: 20 mg
4 bis < 7 Jahre: 30 mg
7 bis < 10 Jahre: 45 mg
10 bis < 13 Jahre: 65 mg

Jungen/Mädchen im Jugendalter
13 bis < 15 Jahre: 85 mg
15 bis < 19 Jahre: 105/90 mg

Calcium

Säuglinge 0 bis < 4 Monate: 220 mg
4 bis < 12 Monate: 330 mg

Kinder 1 bis < 4 Jahre: 600 mg
4 bis < 7 Jahre: 750 mg
7 bis < 10 Jahre: 900 mg
10 bis < 13 Jahre: 1100 mg

Jungen/Mädchen im Jugendalter
13 bis < 15 Jahre: 1200 mg
15 bis < 19 Jahre: 1200 mg

Vitamin D (25-OH-Vitamin D)

Säuglinge 0 bis < 12 Monate: 400 I.E. (10 µg)

Kinder/Jugendliche 1 bis < 15 Jahre: 800 I.E. (20 µg)

Eisen

Säuglinge 0 bis < 4 Monate: 24 mg
4 bis < 12 Monate: 11 mg

Kinder 1 bis < 4 Jahre: 7 mg
4 bis < 7 Jahre: 7 mg
7 bis < 10 Jahre: 10 mg
10 bis < 13 Jahre: 14 mg

Jungen/Mädchen im Jugendalter
13 bis < 15 Jahre: 11/16 mg
15 bis < 19 Jahre: 11/16 mg

Jod

Säuglinge 0 bis < 4 Monate: 40 µg
4 bis < 12 Monate: 80 µg

Kinder 1 bis < 4 Jahre: 100 µg
4 bis < 7 Jahre: 120 µg
7 bis < 10 Jahre: 140 µg
10 bis < 13 Jahre: 180 µg

Jungen/Mädchen im Jugendalter
13 bis < 15 Jahre: 200 µg
15 bis < 19 Jahre: 200 µg

Vitamin K

Säuglinge 0 bis < 4 Monate: 4 µg
4 bis < 12 Monate: 10 µg

Kinder 1 bis < 4 Jahre: 15 µg
4 bis < 7 Jahre: 20 µg
7 bis < 10 Jahre: 30 µg
10 bis < 13 Jahre: 40 µg

Jungen/Mädchen im Jugendalter
13 bis < 15 Jahre: 50 µg
15 bis < 19 Jahre: 200 µg

Magnesium

Säuglinge 0 bis < 4 Monate: 24 mg
4 bis < 12 Monate: 80 mg

Kinder 1 bis < 4 Jahre: 170 mg
4 bis < 7 Jahre: 190 mg
7 bis < 10 Jahre: 240 mg
10 bis < 13 Jahre: 260/230 mg

Jungen/Mädchen im Jugendalter
13 bis < 15 Jahre: 280/240 mg
15 bis < 19 Jahre: 330/260 mg

Omega-3-Fettsäuren (ALA, EPA, DHA)

Die DGE gibt keine spezifischen Tagesdosen für Omega-3-Fettsäuren an, empfiehlt jedoch eine tägliche Zufuhr von 250 mg EPA/DHA (aus Fisch oder Algen) für Erwachsene zur Förderung der Herzgesundheit. Für Schwangere wird eine Mindestzufuhr von 200 mg empfohlen.

Für die tägliche Zufuhr von ALA nennt die DGE nur prozentuale Empfehlungen. Der Übersichtlichkeit halber geben wir hier daher die Empfehlungen für ALA/Omega-3 gesamt bei den Säuglingen nach den National Institutes of Health (NIH) an.[25]

Säuglinge (Omega-3 gesamt)
0–6 Monate: 0,5 g
7–12 Monate: 0,5 g

Kinder (ALA) 1–3 Jahre: 0,7 g
4–8 Jahre: 0,9 g
9–13 Jahre: 1,2/1,0 g

Jungen/Mädchen im Jugendalter
14–18 Jahre: 1,6/1,1 g

Selen

Säuglinge 0 bis < 4 Monate: 10 µg
4 bis < 12 Monate: 15 µg

Kinder 1 bis < 4 Jahre: 15 µg
4 bis < 7 Jahre: 20 µg
7 bis < 10 Jahre: 30 µg
10 bis < 13 Jahre: 45 µg

Jungen/Mädchen im Jugendalter
13 bis < 15 Jahre: 60 µg
15 bis < 19 Jahre: 70/60 µg

Zink

Zink hat die Besonderheit, dass die Aufnahme im Darm durch bestimmte Stoffe (sogenannte Phytate), die etwa in Kichererbsen oder Linsen enthalten sind, gehemmt wird. Daher hängt der Bedarf von der Zufuhr an phytatreichen Lebensmitteln ab. Leider sind diese Werte bei Kindern noch nicht spezifiziert, sondern erst ab dem Erwachsenenalter. Man darf also die Mindestangaben der Deutschen Gesellschaft für Ernährung hier bei einer hohen Phytatzufuhr auch bei Kindern etwas nach oben korrigieren.

Empfohlene Zinkaufnahme pro Tag

Alter	männlich	weiblich
0 bis unter 4 Monate	1,5 mg	1,5 mg
4 bis unter 12 Monate	2,5 mg	2,5 mg
1 bis unter 4 Jahre	3 mg	3 mg
4 bis unter 7 Jahre	4 mg	4 mg
7 bis unter 10 Jahre	6 mg	6 mg
10 bis unter 13 Jahre	9 mg	8 mg
13 bis unter 15 Jahre	12 mg	10 mg
15 bis unter 19 Jahre	14 mg	11 mg

Werte nach Empfehlungen der DGE[26]

Verwendete Literatur

1 Vgl. Gracner T, Boone C, Gerler PJ. Exposure to sugar rationing in the first 1000 days of life protected against chronic disease. Science. 2024 Nov 29; 386(6725): 1043–1048. DOI: 10.1126/science.adn5421.

2 Vgl. Verbraucherzentrale Hessen. Lebensmittel in Plastik – nicht ideal. Abrufbar unter www.verbraucherzentrale-hessen.de/plastiksparen/lebensmittel-in-plastik-nicht-ideal-53207 (abgerufen am 31.1.2025).

3 Vgl. Leitzmann C, Keller M. Vegetarische und vegane Ernährung. 4. Aufl. Stuttgart: Ulmer-Verlag; 2020, Seite 23.

4 Vgl. auch Alex U, Fischer M, Weder S et al. Nutrient Intake and Status of German Children and Adolescents Consuming Vegetarian, Vegan or Omnivore Diets: Results of the VeChi Youth Study. Nutrients. 2021; 13: 1707. DOI: 10.3390/nu13051707.

5 Für weiterführende Informationen siehe Maretzke F, Bechthold A, Egert S et al. Role of Vitamin D in Preventing and Treating Selected Extraskeletal Diseases. An Umbrella Review. Nutrients. 2020 Mar 31;12(4):969. DOI: 10.3390/nu12040969.

6 Vgl. Chang JP, Su KP, Mondelli V et al. Omega-3 Polyunsaturated Fatty Acids in Youths with Attention Deficit Hyperactivity Disorder: a Systematic Review and Meta-Analysis of Clinical Trials and Biological Studies. Neuropsychopharmacology 2018 Feb;43(3):534–545. DOI: 10.1038/npp.2017.160; Effatpanah M, Rezaei M, Effatpanah H et al. Magnesium status and attention deficit hyperactivity disorder (ADHD): A meta-analysis. Psychiatry Res. 2019; 274: 228–234. DOI: 10.1016/j.psychres.2019.02.043; Skalnuy AV, Mazaletskaya AL, Ajsuvakova OP. Serum zinc, copper, zinc-to-copper ratio, and other essential elements and minerals in children with attention deficit/hyperactivity disorder (ADHD). J Trace Elem Med Biol. 2020 Mar;58:126445. Doi: 10.1016/j.jtemb.2019.126445.

7 Vgl. Lange L. Nahrungsmittelallergien bei Kindern und Jugendlichen. Pädiatrie up2date. 2020; 15(4): 343–359. DOI: 10.1055/a-0892-5839.

8 Vgl. Warstedt K, Furuhjelm C, Fälth-Magnusson K et al. High levels of omega-3 fatty acids in milk from omega-3 fatty acid-supplemented mothers are related to less immunoglobulin E-associated disease in infancy. Acta Paediatr. 2016 Nov;105(11):1337–1347. DOI: 10.1111/apa.13395.

9 Eine Ausnahme ist Vitamin E, das in diesem Buch nicht ausführlich beschrieben wird, da ein Mangel in Deutschland so gut wie nicht vorkommt. Es ist enthalten in Weizenkeimöl, Nüssen und Saaten, grünem Blattgemüse und weiteren Gemüsesorten wie Paprika und Süßkartoffel.

10 Vgl. Jia W, Wang H, Li C et al. Association between dietary Vitamin B1 intake and cognitive function among older adults: a cross-sectional study. J Transl Med. 2024 Feb 16;22(1):165. DOI: 10.1186/s12967-024-04969-3.

11 Vgl. Heuser G, Vojdani A. Enhancement of natural killer cell activity and T and B cell function by buffered Vitamin C in patients exposed to toxic chemicals: the role of protein kinase-C. Immunopharmacol Immunotoxicol. 1997 Aug;19(3):291–312. DOI: 10.3109/08923979709046977.

12 Vgl. Reinehr T, Schnabel D, Wabitsch M et al. Vitamin-D-Supplementierung jenseits des zweiten Lebensjahres. Monatsschr Kinderheilkd. 2018; 166: 814–822. DOI.org/10.1007/s00112-018-0502-6.

13 Demay MB, Pittas AG, Bikle DD et al. Vitamin D for the Prevention of Disease: An Endocrine Society Clinical Practice Guideline. J Clin Endocrinol Metab. 2024 Jul 12;109(8):1907–1947. DOI: 10.1210/clinem/dgae290.

14 Vgl. Schreiter P, Könighofer L, Scherbaum E. Vitamin-D-Bedarf decken – Sonne, Pillen oder Pilze? Informationsdienst der Chemischen und Veterinäruntersuchungsämter (CVUA) Stuttgart, Karlsruhe, Freiburg und Sigmaringen sowie des Staatlichen Tierärztlichen Untersuchungsamtes (STUA) Aulendorft-Diagnostikzentrums. Abrufbar unter www.ua-bw.de/pub/beitrag.asp?subid=0&Thema_ID=2&ID=3192&Pdf=No&lang=DE (abgerufen am 29.1.2025).

15 Vgl. Jullien S. Vitamin K prophylaxis in newborns. BMC Pediatr. 2021 Sep 8;21(Suppl 1):350. DOI: 10.1186/s12887–021–02701–4.

16 Vgl. Zhu K, Prince, RL. Calcium and bone. Clin. Biochem. 2012; 45: 936–942. DOI: 10.1016/j.clinbiochem.2012.05.006.

17 Vgl. Bundesinstitut für Risikobewertung. Gesundheitliche Risiken durch zu hohen Jodgehalt in getrockneten Algen. Abrufbar unter www.bfr.bund.de/cm/343/gesundheitliche_risiken_durch_zu_hohen_jodgehalt_in_getrockneten_algen.pdf (abgerufen am 30.1.2025).

18 Vgl. Bundesinstitut für Risikobewertung. Gesundheitliche Risiken durch zu hohen Jodgehalt in getrockneten Algen. Abrufbar unter www.bfr.bund.de/cm/343/gesundheitliche_risiken_durch_zu_hohen_jodgehalt_in_getrockneten_algen.pdf (abgerufen am 30.1.2025).

19 Vgl. Bielenberg J. Kropfbildende Naturstoffe. Interaktion von Nahrungsmitteln mit der Schilddrüsenfunktion. EHK 2020; 69: 320–326. Abrufbar unter www.thieme-connect.com/products/ejournals/pdf/10.1055/a-1288-8491.pdf (abgerufen am 30.1.2025).

20 Vgl. Thakur T, Mann SK, Malhi NK et al. The Role of Omega-3 Fatty Acids in the Treatment of Depression in Children and Adolescents: A Literature Review. Cureus. 2023 Sep 2;15(9):e44584. DOI: 10.7759/cureus.44584.

21 Vgl. Bloch M, Qawasmi A. Omega-3 fatty acid supplementation for the treatment of children with attention-deficit/hyperactivity disorder symptomatology: systematic review and meta-analysis. J Am Acad Child Adolesc Psychiatry. 2011 Oct;50(10):991–1000. DOI: 10.1016/j.jaac.2011.06.008.

22 Vgl. F, Ambigaipalan P. Omega-3 Polyunsaturated Fatty Acids and Their Health Benefits. Annu Rev Food Sci Technol. 2018 Mar 25;9:345–381. DOI: 10.1146/annurev-food-111317-095850; D'Auria E, Del Giudice GM, Barberi S et al. Omega-3 fatty acids and asthma in children. Allergy Asthma Proc. 2014 May-Jun;35(3):233–40. DOI: 10.2500/aap.2014.35.3736.

23 Vgl. Manson JE, Cook NR, Lee IM et al. Marine n–3 Fatty Acids and Prevention of Cardiovascular Disease and Cancer. N Engl J Med. 2019 Jan 3;380(1):23–32. DOI: 10.1056/NEJMoa1811403. Epub 2018 Nov 10.

24 Vgl. Liberato S, Singh G, Mulholland K. Zinc supplementation in young children: A review of the literature focusing on diarrhoea prevention and treatment. Clinical Nutrition. 2015; 34(2): 181–188. DOI: 10.1016/j.clnu.2014.08.002.

25 Vgl. ods.od.nih.gov/factsheets/Omega3FattyAcids-HealthProfessional (abgerufen am 28.2.2025).

26 Vgl. www.dge.de/wissenschaft/referenzwerte/zink (abgerufen am 28.2.2025).

Rezept- und Zutatenverzeichnis

Stichwortverzeichnis

Quellenverzeichnis der Bildquellen von stock.adobe.com

Bilder S. 8 u. 38: © Denira/stock.adobe.com – Stock photo. Posed by a model; S. 45: © gudzar/stock.adobe.com; S. 49: © New Africa/stock.adobe.com; S. 52: © New Africa/stock.adobe.com; S. 55: © Trickster*/stock.adobe.com – edited by Thieme; S. 60: © Marina David/stock.adobe.com; S. 62: © Olga Miltsova/stock.adobe.com; S. 67: © Jiri Hera/stock.adobe.com; S. 70: © colnihko/stock.adobe.com; S. 73: © ricka_kinamoto/stock.adobe.com; S. 74: © viktoriya89/stock.adobe.com; S. 76: © Valentyna/stock.adobe.com – Stock photo. Posed by a model; S. 83: © azurita/stock.adobe.com; S. 132: © New Africa/stock.adobe.com – Stock photo. Posed by a model – edited by Thieme

Empfehlungen der Autorinnen

Nährwertrechner

Alle Rezepte sind mit der Ernährungssoftware EBISpro sowie ergänzend auf Basis des Nährwertrechners ausgewertet (www.naehrwertrechner.de).

Ernährungsempfehlungen

Netzwerk »Gesund ins Leben«, Handlungsempfehlungen für Ernährung in der Schwangerschaft, Stillzeit, für Babys und Kleinkinder, unter www.gesund-ins-leben.de/fuer-familien/fuer-sie-und-ihr-kleinkind

Bundeszentrum für Ernährung: Wie kann Ernährungsbildung gelingen? Antworten aus der Praxis für die Praxis. Material für Schule und Kita, unter www.bzfe.de/schule-und-kita

Gut essen und trinken, Ernährungsempfehlungen für Deutschland, Deutsche Gesellschaft für Ernährung, unter www.dge.de/gesunde-ernaehrung/gut-essen-und-trinken

Bundesinstitut für Öffentliche Gesundheit, Informationen und Hilfestellungen beim Thema Essstörungen unter www.bzga-essstoerungen.de

Physicians Association for Nutrition unter www.pan-dach.org

Hilfe bei Übergewicht und Adipositas

Adipositas Hilfe Deutschland e. V., unter www.adipositas-selbsthilfe.de

Buchempfehlungen für Erwachsene

Carolin Wiedmann, Anastasia Pyanova, Ozlem Erbas Soydaner: Plantbased von Anfang an: Baby & Kleinkind, Schwangerschaft & Stillzeit. Pflanzenbasiert, vegan, vegetarisch. Wissenschaftlich fundiert & praktisch mit über 70 Rezepten. Stuttgart: TRIAS Verlag 2024.

Helena Orfanos-Boeckel: Nährstoff-Therapie. Der Praxisleitfaden. Stuttgart: TRIAS Verlag 2023.

Buchempfehlungen für Kinder

Jane Jott: Bakterien und so, die leben wo? Tredition 2022.

Franziska Delgas: Eine Reise durch die Welt der Ernährung. Selbstverlag 2023.

Maren Bucec, Carmen Eder: Die Nährstoffgeschichte. Berlin: RAZ Media 2023.

Judith Rakers: Judiths kleine Farm. Kosmos 2024.

Account-Empfehlungen Instagram

Annisbuntewelt (www.instagram.com/annisbuntewelt): Bioanalytikerin Anni, lebt vegan und nimmt viele Produkte (Lebensmittel, Kosmetika etc.) und Gerüchte unter die Lupe, prüft diese und stellt sie auf verständliche Weise vor.

Kidsdoc (www.instagram.com/kids.doc.de): Vitor, Facharzt für Kinder- und Jugendmedizin, verständliche Erklärvideos rund ums Thema Kindergesundheit und Ernährung.

Plantpowerpediatrician (www.instagram.com/plantpowerpediatrician): Carolin, Fachärztin für Kinder- und Jugendmedizin, Ernährungsmedizinerin und Expertin für pflanzenbasierte Ernährungsformen.

Medical Mom Retreats (www.instagram.com/mmor_retreat): Retreats für Mütter von Dr. Silvia Kraatz und Dr. Judith Schaus.

Bibliografische Information der Deutschen Nationalbibliothek
Die Deutsche Nationalbibliothek verzeichnet diese Publikation in der Deutschen Nationalbibliografie; detaillierte bibliografische Daten sind im Internet über dnb.d-nb.de abrufbar.

Programmplanung: Uta Spieldiener
Projektmanagement: Manuela Hunfeld
Redaktion: Dr. Katrin Korch, Baden-Baden
Bildredaktion: Marie Crämer
Umschlaggestaltung: © Thieme
Layout: CYCLUS · Visuelle Kommunikation, Stuttgart

Bildnachweis:
Covermotiv und Bild S. 3: © Denira/stock.adobe.com – Stock photo. Posed by models – edited by Thieme
Autorinnenfotos: Dr. med. Judith Schaus und Dr. med. Silvia Kraatz: Quelle: Pippa und Lotta GbR, Foto: Sarah Zahn Photography; Dr. oec. troph Franziska Delgas: privat
Rezeptfotos: © M. Bergmann/Thieme
Bildquellen von stock.adobe.com s. Seite 140
Zeichnungen: Susi Schaaf, Bellheim
Die abgebildeten Personen haben in keiner Weise etwas mit dem Thema zu tun.

1. Auflage 2025

TRIAS Verlag in Georg Thieme Verlag KG
Oswald-Hesse-Straße 50, 70469 Stuttgart

Satz und Repro: Fotosatz Buck, Kumhausen
Druck: AZ Druck und Datentechnik GmbH, Kempten

Gedruckt auf chlorfrei gebleichtem Papier
Printed in Germany

ISBN 978-3-432-12007-2
eISBN (ePub) 978-3-432-12008-9

1 2 3 4 5 6

MIX
Papier | Fördert gute Waldnutzung
FSC® C008457
FSC www.fsc.org

Wo datenschutzrechtlich erforderlich, wurden die Namen und weitere Daten von Personen redaktionell verändert (Tarnnamen). Dies ist grundsätzlich der Fall bei Patient*innen, ihren Angehörigen und Freund*innen, z. T. auch bei weiteren Personen, die z. B. in die Behandlung von Patient*innen eingebunden sind.

Thieme Publikationen streben nach einer fachlich korrekten und unmissverständlichen Sprache. Dabei lehnt Thieme jeden Sprachgebrauch ab, der Menschen beleidigt oder diskriminiert, beispielsweise aufgrund einer Herkunft, Behinderung oder eines Geschlechts. Thieme wendet sich zudem gleichermaßen an Menschen jeder Geschlechtsidentität. Die Thieme Rechtschreibkonvention nennt Autor*innen mittlerweile konkrete Beispiele, wie sie alle Lesenden gleichberechtigt ansprechen können. Die Ansprache aller Menschen ist ausdrücklich auch dort intendiert, wo im Text (etwa aus Gründen der Leseleichtigkeit, des Text-Umfangs oder des situativen Stil-Empfindens) z. B. nur ein generisches Maskulinum verwendet wird.